＼どう考えて，どう対応する？／

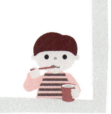

子どもの微症状ガイド

38の気になる徴候・症状

著

前 日本大学医学部
小児科学系小児科学分野准教授

稲毛康司

文光堂

序

　養育者から，「小児の気になるちょっとした徴候（signs）と症状（symptoms）」について相談を求められたときに，的確な説明が可能かというと，なかなか，教科書通りにはうまく説明できないものである．

　気になる症候〔徴候（signs）と症状（symptoms）を合わせて症候という〕を，医師が養育者にうまく説明できなくて困るときがある．うまく説明できるようになりたいと思ったりもする．

　だが実際にはどうだろうか．知識が乏しい，経験が少ない，知っているが深く考えていなかった，気にはなっていたが（いつかは調べてみよう）深く考えたことはなかった，存在は認識しているが具体的に説明できない症候だった．そのようなことはないだろうか？

　時には，何気ない微徴候に思わぬ危険が潜んでいたりもする．本書は，そのような場面で役立つ知識の整理ができるように企画した内容である．

　本書を執筆するにあたり，参考にした書籍がある．1962年に医学書院から出版された「小児の微症状」（初版）（監修：村上勝美，編集：馬場一雄，植田穣）である．以下，要点を抜粋する．

　ある種の症状，ある程度の症状があっても，それだけでは疾患の診断がつけられない場合がある．そうかといって，健康であるともいえない．これらの軽微な症状を中心とする状態を総括表現する適切な語として，微症状（subclinical symptom, minor illness に相当する）と呼ぶとした，とこの書籍では述べている．微症状を示す小児は，はっきりとした疾患の範疇にも入らず，また完全健康でもない．疾患と健康の中間地帯に一群の微症状を示す状態をあてはめてみたい．この微症状の多くは養育者，教師などの側から問題にされ，医師の側からは病気ではないといって取り扱われないものである．本書は，小児科医はもちろん教師，養育者，保育者などふだん小児と密接な関係をもつ人々のために，これら微症状を示す小児の状態，健康から病気への傾斜の途中にあると思われる状態について整理統合することによって認識を深めるという目的をもつものである．「小児の微症状」第2版の序では，（微症状に対して）医師は習慣に従って医学的に解明をしようという方向に向かって努力をするが，容易に目的を達することができず，家人の側はただ不安と焦燥のなかに沈潜して，多くの場合，医師も家人もともに困り果てるのである，とある．微症状を subclinical symptom, minor illness と認識して，全人的に扱う概念を提唱したものである，と述べている．1977年にジョージ・エンゲルが提唱した新しい医学観である生物・心理・社会モデル（Bio-Psycho-Social model）の一環として捉えることができる．まさにこれを先取りした考えであり，微症状を扱ったことは嚆矢といえる．

　1982年に小児医学（医学書院）で「小児のソフトサイン」（編者：鈴木栄）を特集したモノグラフが発刊された．そこでは，「微症状」を「ソフトサイン」に置き換えて，臨床上，病的といってよいのかどうか迷うような症状，状態が少なくなく，われわれ臨床医が困るのはこのようなときであると述べており，「微症状」を「ソフトサイン」とほぼ同義と解釈している．

ただし，ソフトサインはハードサインと対比できる用語であり，小児神経学的には，明らかな運動麻痺，感覚麻痺はハードサインであり，軽微な神経機能障害をソフトサインと呼んでおり，ソフトサインはすでに定着した用語になっている．筆者には，「微症状」を「ソフトサイン」と読み替えるには，少し違和感がある．

　恩師の故　馬場一雄先生（日本大学名誉教授）は，「子どものソフトサイン―子育ての科学」（メディサイエンス社，1991年）を出版されたが，続刊からは「子育ての医学」（東京医学社，1997年）と書名変更して，子育てに奮闘している養育者や子育ての支援を行っている方々が正しい判断や意思決定を行うために必要な知識を集めた書籍として世に出ている．おそらくは，臨床医学が疾患追求のみを目指して，心理，社会とのかかわりを軽視するのではなく，科学的視点で全体を見渡そうとした表現として「ソフトサイン」ではなく，「子育ての医学」と名づけたのではなかろうか．愚身には計り知れないが，「微症状」や「ソフトサイン」では，臨床医学の縦糸だけが目立ち，心理，社会の横糸が見えにくくなるからではないだろうか．

　以上，さまざまのことを考えつつ，微症状（subclinical symptom, minor illness）を小児の気になるちょっとした徴候 signs と症状 symptoms と同義であると認識して本書の書名に取り上げた．ただし，副題的に，"We help mothers and children what their pediatricians cannot explain" と添えて，読者に意を解していただこうとした．

「小児の気になるちょっとした徴候と症状」に気づく．「病気と健康のはざまの症状と徴候」はかくれた病気からの SOS である．養育者が発する訴えに傾聴をするのは大切であるが，本当に子どもの状況を正確に捉えているかどうか，養育者自身の不安を子どもに置きかえているか（by proxy）も吟味する．家庭環境不全からの SOS にも気づき，適切な対処ができるようになりたい．このような主旨で，本書を上梓した．

　最後に，本書の企画に賛同していただき，ご協力してくださった文光堂編集企画部の佐藤真二氏，臼井綾子氏に深謝をいたします．

Keeping one eye on your patient's sign and the other eye on his and her on symptom can help you to detect smaller problems before they become bigger ones.

2019年2月

稲毛康司

目 次

眼科
1. 眼球運動異常（スパスムス・ヌータンスについて）……… 2
2. ものが大きく見えたり，小さく見えたりする……… 4

口腔
3. 口が臭い……… 6
4. 口腔内の小帯（襞），上唇小帯……… 10

呼吸器
5. 鼻出血……… 13
6. 咳が長引く……… 16

頭頸部・胸郭
7. 頭の形が大きい，小さい，わるい……… 22
8. 耳介の形，位置……… 27
9. 頸のぐりぐり（頭部と頸部のリンパ節）……… 30
10. 胸が痛い（胸痛）……… 35

摂食・嚥下
11. 多尿，多飲……… 39
12. 飲み込めないわけではないが，固形食が食べられない……… 42
13. 食事をすると，頬が赤くなって汗が出る……… 44

消化器
14. 便の色……… 46
15. 吃逆（しゃっくり）……… 50

成長
16. 体重が増えない（乳幼児期）……… 52
17. 背が伸びない……… 56

思春期
18. 体臭（口臭を除く），わきが（腋臭症）……… 61
19. 多毛……… 64
20. 女性化乳房，乳房を痛がる……… 69

発達・心理・睡眠

21. 夜泣き 72

22. やる気がない（小児のうつ病）... 75

問題行動

23. 自傷行為 78

24. 頭を壁や床にぶつけたり，叩いたりする 81

皮膚

25. 脱毛，白髪，毛髪奇形 84

26. 多汗 87

自律神経，不定愁訴

27. 冷え性 89

28. ねあせ（寝汗，盗汗）... 92

運動器

29. 背部痛 94

30. つま先歩き（つま先立ち）... 98

31. 歩き方がおかしい，よく転ぶ 100

32. 関節がポキポキ鳴る 103

外性器

33. 包茎 105

34. 小陰茎（ミクロペニス）... 108

泌尿器

35. 尿が泡立つ 111

発熱

36. 微熱 113

37. よく熱を出す 116

痛み

38. 乳児コリック（3 か月コリック）... 118

索引 121

＼ どう考えて，どう対応する？ ／

子どもの微症状ガイド

38の気になる徴候・症状

文献欄において，"＊"が頭に付いている文献は，推奨文献である．

眼科

1. 眼球運動異常（スパスムス・ヌータンスについて）

Key Points

- 定義・原因・生理：スパスムス・ヌータンスの診断は，除外診断が大切となる．眼振，よろつき，斜頸が3主徴といってもすべてがそろうとは限らない．眼振が初発症状であり，両眼性眼振の場合，非同期性の眼振が特徴である[1]．
- 治療・対処法：治療方法はない．経過観察のみ．
- 養育者への説明：経過良好な疾患だが，定期的な眼科受診が必要である．

はじめに

8か月の女児が眼球運動異常を主訴に来院した．1週間前から左眼に突発的な水平眼振を認め，その数日後から頭部を間歇的にうなずくような（点頭）揺さぶりをするようになった．元気な乳児であり，発達も月齢通りであった．両親にたずねられて，どう返答すべきか悩んでしまいそうな症例である．

先天性眼振や点頭てんかん（infantile spasm）を疑うかもしれないが，スパスムス・ヌータンス（点頭発作，spasmus nutans）を想起してほしい．

1. 定義

spasmus nutans（nodding spasmus）は眼振，よろつき（titubation），斜頸の3主徴が特徴である．3主徴がすべてそろうとは限らない．めずらしい疾患だが，1,000人に3人くらいの頻度でみられる．

ちなみにspasmus nutansはラテン語で，nutansは頭を縦に振る英語のnodのことである．

2. 病態生理

原因は不明である．不同視や乱視が基礎にある場合があるが，スパスムス・ヌータンスの病態は十分には解明されていない．

生後4〜8か月の乳児にみられるが，3か月から遅いと3歳でもみられる．

眼振は典型的であり，初発症状となる．しかし，初診の主訴がnodding spasmといわれるように，点頭（頭がうなずくような動作）であることもある[2]．

眼振は単眼性ないし両眼性である．両眼性の場合，非対称性の眼振や共同注視不全である．眼振は，振り子様の速い水平眼振であったり，斜めないし垂直振動が加わったりする．両眼の場合，同期した眼振ではないことが特徴的である．間歇的に5〜30秒程度の発作的な眼振もある．

頭部を左右，上下に揺さぶる．よろつきは，眼振を減少させるための代償的機能によるものである．斜頸は3主徴のなかで最も少ない症状である．

3. 評価と鑑別，見逃してはならない疾患

スパスムス・ヌータンスの患児の評価は神経学的診察，眼科医による眼底検査，眼振の性状，視力，網膜・視神経異常の有無を確認する．頭部MRI検査を含めた完全精査を行う．

単眼性，両眼性眼振を訴える患児の局所病変として前方視覚経路（網膜，視神経，視交叉）の病変が考えられる．その他，中枢神経病変として中脳，小脳の病変も考慮すべきである．よろつきは眼振に対する代償機構による順応といえる．

鑑別診断に先天性眼振があげられるが，先天性眼振は生後2か月以内に発症する．よろつきは先天性眼振では約10%にみられるが，スパスムス・ヌータンスよりも体の振れはわずかである．先天性眼振は振り子様かつ揺さぶるような揺れ（jerk）であったりする．また，共同視が可能で，恒常的に眼振がある．スパスムス・ヌータンスの眼振は，網膜萎縮，視神経低形成でもみられる．

特に鞍上部，視交叉部や視神経のグリオーマは否定すべきである[3]．小脳機能障害として髄膜炎，脳炎，テント下腫瘍，くも膜嚢胞，外傷，薬物中毒などが眼振の原因になる[4]．代謝性疾患ではPelizaeus-Merzbacher症候群で一過性，間歇的眼振がみられる．Leigh脳症も鑑別疾患となる．

4. 病歴，身体所見

病歴として，4〜9か月の男女児で，突然に発症した単眼ないし両眼性の眼振とよろつきがある．

身体所見では，正常発達であり，視力，神経学的所見，外表異常はない．

5. 治療と経過観察

神経学的診断，画像診断終了後は，小児眼科専門医にて経過観察を行ってもらう．

6. 予後

スパスムス・ヌータンスは一過性であり，良性，self-limitedな疾患である．多くの場合は2〜3歳までに視力障害はなく改善するが，なかには弱視，斜視，眼振が後遺症として残ってしまうことがあり，定期的な眼科受診が必要である．

7. 専門施設への紹介

精査完了後，スパスムス・ヌータンスの患児に対しては，眼科医による定期的なフォローアップを依頼する．

文献

1) Weissman BM, et al. Arch Ophthalmol 1987；105：525-8.
2) Arnoldi KA, et al. J Pediatr Ophthalmol Strabismus 1995；32：296-301.
3) Koenig SB, et al. J Pediatr Ophthalmol Strabismus 1982；19：20-4.
4) Kiblinger GD, et al. J Neuroophthalmol 2007；27：118-22.

眼科

2. ものが大きく見えたり，小さく見えたりする

Key Points

- 定義・原因・生理：大視症や小視症は，健常小児でも経験することがある．側頭葉てんかん，前兆のある片頭痛，不思議の国のアリス症候群（AIWS）を想起する．
- 治療・対処法：側頭葉てんかん，前兆のある片頭痛には当該疾患の治療を行う．AIWSでは原因検索後，原因ないし誘因となる疾患の治療をする．眼科的検査，脳波検査，頭部単純MRIを行う．
- 養育者への説明：側頭葉てんかん，前兆のある片頭痛は，適切な治療によってコントロール可能である．小児のAIWSに限っては，良性であり治癒可能である．

はじめに

患者から，「ものが大きく見えたり，小さく見えたりする」と外来で問われたら，いったいどう対応すればよいのだろうか．眼科的には異常はないとのことで，なおさら窮地に陥ってしまう．

1. 定義

ものが大きく見えることは，対象が実際よりも大きく見える視覚障害で大視症（macropsia）という．ものが小さく見えることは，対象が実際よりも小さく見える視覚障害で小視症（micropsia）という．

網膜病変が原因の場合，大視症は中心性網脈絡膜炎後の瘢痕，小視症は中心性漿液性網脈絡膜症でみられることがあるが，眼球自体に起因することはまれな症状とされる．小児内科で問題とする原因は，「病態生理」の項で述べる．

2. 病態生理

Abeらの報告では，日本人中高生13〜18歳3,224人のなかで，男子の6.5%，女子の7.3%が大視症や小視症を経験したことがあるという[1]．大視症や小視症は意外と頻度が高いといえる．片頭痛の既往，発熱があると錯覚（錯視）を経験しやすいという．

大視症や小視症がみられる疾患として，側頭葉てんかん，片頭痛，不思議の国のアリス症候群（Alice in Wonderland syndrome：AIWS），せん妄や錯乱状態，薬物中毒などがあげられる．

側頭葉てんかんでは，海馬付近に病変がある近心側頭葉てんかん（mesial temporal lobe epilepsy，海馬硬化症）が小児に多く，既視感（déjà vu），既視体験感（déjà vécu）や未視感（jamais vu）を訴えることもある．

前兆のある片頭痛（migraine with aura）でも，大視症や小視症を訴えることがある．

AIWSでは大視症，小視症やボディーイメージの失認（自分が大きくなったと認識するmacrosomatognosia，自分が小さくなっ

4

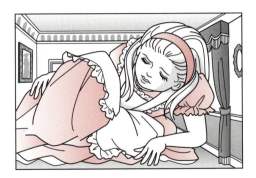

図1 アリスは巨大化して部屋に閉じ込められてしまった（macrosomatognosia）

たと認識する microsomatognosia）がみられる（図1）．これらの症状は，数日間〜数か月間持続する．小児の AIWS では，感染症（インフルエンザ A 型，EB ウイルスなど）が誘因となることがある．片頭痛の既往歴を有する場合がある[2,3]．

3. 評価と鑑別，見逃してはならない疾患

眼科的検査，脳波検査，頭部単純 MRI が必要となる．**せん妄**や**錯乱状態**，**側頭葉てんかん**，**前兆のある片頭痛**，**脳炎・脳症**，**AIWS**，**薬物中毒**，**統合失調症**などが除外診断となる．

なお，AIWS は DSM-5 には記載されておらず，詳細に症状の問診をすること（proper history-taking）が診断に近づく一助となる．

4. 病歴

片頭痛の家族歴の有無，前兆の症状，外傷歴，内服歴，主訴以外の随伴症状，感染症の既往歴（インフルエンザ A 型，EB ウイルス感染など）などをナラティブ・ベイスト・メディスン（narrative based medicine：NBM）の立場で症状を聴取する．

5. 治療と経過観察

側頭葉てんかん，前兆のある片頭痛に対しては，適切な治療管理を行う．AIWS に限っては，感染症など誘因疾患があれば当該治療が優先する．片頭痛の既往がある場合は，片頭痛の治療を加える．

6. 予後

側頭葉てんかん，前兆のある片頭痛は，適切な治療によってコントロール可能である．小児の AIWS に限っては，慢性化することは少なく，良性であり治癒可能である．

7. 専門施設への紹介

大視症や小視症は，眼科医，小児神経専門医のいる施設で診療をする．自身の施設が該当しない場合には，専門施設へ紹介する．

文献

1) Abe K, et al. J Am Acad Child Adolesc Psychiatry 1989；28：493-6.
*2) Blom JD. Neurol Clin Pract 2016；6：259-70.
*3) Mastria G, et al. Biomed Res Int 2016;2016：8243145.

口腔

3. 口が臂い

Key Points

- 定義・原因・生理：口臭とは，呼気とともに口腔から発散される臭気の総称である．
- 口臭は自他覚的徴候であり，小児では鼻咽頭疾患，口呼吸による口内乾燥が影響する．
- 治療・対処法：小児歯科医の指導のもと，口腔内の衛生を励行する．
- 養育者への説明：小児の口臭は，消化器疾患（胃が悪いなど）が原因とはなりにくく，口腔内衛生を心がけるように説明する．

はじめに

現代人は体臭を気にしやすい．特に，口臭を気にする女性は多い．消臭系のチューインガム，マウススプレー，食べたら歯を磨くなどの口臭予防が励行されている．口臭の最大の原因は，口の中が清潔でないことによるものである．そのほとんどは生理的口臭である．しかし，口臭を不快と認識した際には，口臭を不定愁訴と捉えて診療することになる．乳幼児期は母親からの他覚的口臭（他臭症）であり，思春期には自覚的口臭が主である（自臭症）．「胃が悪いのではないか？」ということを主訴に来院する例をたびたび経験する．

1. 定義

口臭とは，口を開いたときに特有のにおいを発するものであり，少し対話しただけでわかることもある．呼気臭と区別できないことも多く，呼気とともに口腔から発散される臭気の総称である．

口臭（halitosis, ozostomy）は自他覚的徴候であり，他覚的に口に悪臭を認めた場合は口気悪臭（foul breath, bad breath）と診断する．

2. 病態生理

口臭の分類を表にした（表1，2）．

表1 口臭の分類

a. 生理的口臭		
b. 病的口臭	1) 口腔性口臭	
	2) 非口腔性口臭	a) 食事や嗜好品の臭い
		b) 耳鼻咽喉科疾患が原因の臭い
		c) 消化器疾患が原因の臭い
		d) 呼吸器疾患が原因の臭い
		e) その他の原因による臭い
		精神的要因が原因の臭い
c. 自臭症		

表2 自覚的・他覚的口臭の分類

自覚的口臭（自臭症：口臭自臭症）	客観的口臭を認めないのに，自覚的訴えの強い自臭症
他覚的口臭	明らかな客観的口臭を認め，自覚に乏しい他臭症
自他覚的口臭	他臭症の治療で客観的口臭が消失したにもかかわらず，自臭症に陥る仮面他臭症

a 生理的口臭

1）原因

原因は，口の中に残った食物のカスが腐敗した臭いや，歯垢であることが多い．どれだけ歯を磨いても100％食物のカスをとることはできないので，多かれ少なかれ誰もがもっている自然な臭いといえる．もちろん，口の中を不潔にしがちな人の臭いは強い．

歯垢などが原因の場合は，卵が腐ったような臭いがする．朝起きたときの口臭は強い（起床時口臭）．眠っているときは唾液の分泌が少なくなり，細菌が繁殖して食べカスの分解や発酵が進むためである．また空腹時にも唾液の分泌が減少したり，胃の中で胃液のバランスがくずれたりして口臭が発生しやすくなる（空腹時口臭）．生理中も口臭が強くなる（妊娠時，月経時口臭）．年齢に伴う口臭（乳幼児の甘い呼気，思春期の刺激性呼気），精神的ストレスによる口臭（緊張時口臭）などがある．

なお，母子間で共通の口腔内細菌叢が口臭の原因なのかを調べたところ一致はなく，母子間垂直伝播で口臭が引き継がれることは否定的である[1]．

2）子どもの口臭と口呼吸について

口腔内は，口呼吸により乾燥を引き起こし，安静時唾液による口腔内恒常性維持機能や，口腔内自浄性の低下が起こる．その結果，口臭が発生する[2]．

b 病的口臭

1）口腔性口臭

う歯や歯肉炎，口内炎，萌出性歯肉炎，思春期性歯肉炎，慢性辺縁性歯周炎（歯槽膿漏），入れ歯の汚れなどは口臭の原因になりやすい[3]．う歯や歯周病は歯や歯茎についた食物のカスが腐敗，細菌が発生して肉や卵の腐ったような臭いがする．

2）非口腔性口臭

a）食事や嗜好品の臭い：にんにく，納豆，たくあん，らっきょうなど臭いが強いものを食べた後に臭うことも多い．

b）耳鼻咽喉科疾患が原因の臭い[3]：急性および慢性副鼻腔炎，慢性扁桃腺炎，壊死性アンギーナなど．鼻炎にかかったときなど，口で息をするために唾液が渇いてしまい，一時的に口臭がひどくなることがある．すべての口臭の80〜90％を占める．

c）消化器疾患が原因の臭い：アカラシア，Zenker憩室（咽頭・食道入口部の後壁），食道憩室，慢性胃炎や胃のただれ（臭いゲップが出ることが多い），便秘，腸閉塞など．

d）呼吸器疾患が原因の臭い：気管支炎，気管支拡張症．

e）その他の原因による臭い：糖尿病，腎不全など．

c 自臭症

自臭症（self-odor disorder）とは，自分の体から不快な臭いが出ており，周囲の人々が自分を嫌がっていると思い込んで悩む状態である．具体的には口臭，わきが，ガス（おなら），大便臭・尿臭，性器臭，体臭などが自分から出て広がり，周りの人が鼻に手を当てたり，「くさい」というのが気になったりする．自己臭だけで何年も悩むことがある．

口臭を主体にいう場合は口臭自臭症という．実際にはそれほど口臭がないにもかかわらず，口臭が気になって，口に手を当てて話すのが癖になり，人と話すこと自体が苦痛になって外出もできなくなることがある．

📋 Memo

口臭自臭症について

1）定義：口臭を主訴とし，他覚的には口臭を全く認めないにもかかわらず，口臭がある

■ 口腔

と確信して，対人面で障害を有している口臭症をいう．

2）除外診断：
①口臭の他覚的な存在の確認．
②口臭の原因としての器質的疾患の否定．
③臨床検査，画像所見が正常．

3）心理的診断（性格特性）：
①神経質，内向的で社交性に乏しい．
②完全癖，無口，自意識過剰で対人関係に過敏．
③母親の潔癖性性格（乳幼児の口臭の場合）．

3. 評価と鑑別，見逃してはならない疾患

a 問診

口臭症状に関するもの（自覚・他覚，口臭が気になり出した時期，日内変動），歯磨き習慣，食事の内容，口呼吸の習慣の有無，唾液の量，いじめの有無，友人関係，その他全身疾患の有無などについて問診する．

抗ヒスタミン薬，三環系抗うつ薬の服用，**Sjögren 症候群**の鑑別をする．

1）問診内容
a）一番最初に気づいたきっかけは何か？
①自分で気づいた．
②人から指摘された（父，母，兄弟姉妹，友人，学校の仲間など）．

b）どんなときに意識するか？
①人から指摘されたとき．
②人との対話中に，相手の様子や態度（鼻に手を当てる，横を向くなど）を見たとき．
③緊張したとき．
④常に意識している．
⑤混んだ乗り物の中や狭い場所にいるとき（電車，エレベーターの中など）．

c）口臭のために困ることは何か？
①人と話や，一緒に行動ができない．
②人が自分を避けるようになった．
③積極的な行動がとれず，すべてに消極的になってしまう．
④物事に集中できない．
⑤親しい友人ができない．

2）口臭の有無の確認
幼児や低年齢の学童の場合には，養育者が子どもの口臭に気づいて相談に来る場合がほとんどである．その際，まず実際に病的な口臭があるのか否かを確かめる必要がある．ミルク臭のような，食物に左右される臭いもある．また思春期には，さまざまな心理的要因が引き金となって，実際に口臭はないのに「口臭がある」と自分で思い込んでしまう疾患（口臭自臭症）がある．家庭では市販のブレスチェッカーを利用するのもよい．

口臭診断には，口臭を客観的評価（官能検査，口臭測定器）するために，大学病院などの「口臭外来」を紹介することも考慮する．

3）小中学生の口臭
学校における「口臭に関するいじめ」は，深い精神的ダメージを与える可能性がある．ときに深刻になっていくことがあり慎重な対応が必要である．「臭い」というレッテルをつけていじめるために，「口臭がある」というのは，いじめる側からすると口実にすぎず，言われたときに必ず口臭があるとは限らないことがある．

4）思春期の口臭
体臭や足臭，頭臭，口臭などが幼児期とは違った臭いを発散させる．ときに口臭を友人に指摘されたりすると，そのことが気になり，精神的ストレスを抱え，この精神的ストレスが，さらにさまざまな自律神経が支配する生理機能を阻害することになる（思春期口臭）．

b 診断

表1の口臭の分類に沿って，小児内科，小

児歯科，耳鼻咽喉科による診断を行う．

4. 治療と経過観察

口気悪臭がある場合は原疾患の治療を行う．特に，小児歯科で口腔内病変，歯垢の有無などを診療してもらう．原因が何であれ，まず口腔内の清潔を保つように指導する[4]．

生理的口臭の範囲内であるなら，その旨を養育者に説明する．決して，「気のせい」の一言でかたづけないこと．養育者が自分自身の口臭に悩んでいると，子どもの口臭までも過剰に意識することがある．

もともと嗅覚は疲労しやすく，長時間にわたって自分から臭いを認識することは困難である．自臭症の背景には，心身症あるいは神経症の傾向が潜在している可能性がある．また自臭症が，いじめ，精神的ストレスの原因になっていたりすることがある．そこで，心理面からのアプローチが必要となる．

1歳6か月健診，3歳児健診で口臭の質問があった場合には，おしゃぶりについて指導する．すなわち，鼻呼吸に重要な役割を果たす口輪筋の完成は3歳ごろとされている．早い時期におしゃぶりを取り上げると，口輪筋の発達が未熟となり，口呼吸を早くから覚えてしまうことになる．おしゃぶりを長めにさせることは，鼻呼吸のために有効といえるからである．

5. 専門施設への紹介

小児科医として口臭の基本病態を理解したうえで，口臭の診断・治療は小児歯科医に委ねる．扁桃病変，副鼻腔炎が明らかに原因ならば，耳鼻咽喉科医に紹介する．

文献

1) Lin MI, et al. Pediatr Dent 2003；25：553-8.
*2) Motta LJ, et al. Clinics (Sao Paulo) 2011；66：939-42.
3) Nalçaci R, et al. Oral Surg Oral Med Oral Pathol Oral Radiol Endod 2008；106：384-8.
*4) Amir E, et al. J Pediatr 1999；134：338-43

口腔

4. 口腔内の小帯（襞(ひだ)），上唇小帯

Key Points
- 大部分の上唇小帯の形態・付着異常は，経過観察でよい．
- 上唇小帯裂傷は，受傷部位のみの診察だけでなく，身体診察をする．上唇小帯裂傷は転倒によることが多く，生後12か月までの受傷は虐待の可能性を否定することが重要である．

はじめに

乳幼児の口腔内外傷で問い合わせが多いのが，転倒によって上唇小帯を傷つけての出血である．おおよそ圧迫止血で十分であり，止血できずに上唇小帯を縫合することは滅多にない．ところで，上唇小帯やほかの口腔内の小帯（襞(ひだ)）が，どのような生理的役割を果たしているのかをじっくりと考えたことはないと思う．本項では上唇小帯の哺乳に与える影響，虐待への気づき，特定の全身疾患を診断する手がかりとなる症候について述べる．なお，舌小帯短縮症（tongue-tie）あるいはankyloglossiaについては言及しない．

1. 定義

小帯とは，舌，頬や口唇の内側の粘膜と歯茎との間の細かい襞の部分のことをいう．上唇小帯（superior labial frenula）・下唇小帯（inferior labial frenula）・頬小帯〔buccal frenula（上下左右）〕・舌小帯（lingual frenulum）の7つがある．

上・下口唇小帯は結合組織のみからなり，頬小帯は表情筋と結合組織からなる．舌小帯は結合組織のみからなるが，舌小帯の前縁の口腔底近くに左右1対の舌下小丘があり，こ

こから顎下腺と舌下腺の唾液が分泌される．

2. 病態生理

上唇小帯は小帯の緊張や弛緩により上唇の運動を制限し，位置を固定するのに役立っている．上唇小帯の形態や位置異常により，①歯に汚れがたまり，虫歯になりやすい，②歯並びや咬み合わせに悪影響となることがある（正中離開，diastema），③歯肉炎，④外傷の誘発，⑤まれではあるが，母乳が上手に飲めないことがある（上唇小帯短縮症，the maxillary lip-tie）[1]（図1）．

3. 評価と鑑別，見逃してはならない疾患

上唇小帯裂傷（frenulum tear）は，外傷である．服を脱がして全身を診察するように心がける．

上唇小帯裂傷で受診した場合には，**子ども虐待**の可能性を否定することが大切である[2]．受傷してすぐに来院をしない場合，顔面やほかの身体部位に紫斑，外傷がないか，発達の遅れがないか，口腔内に外傷がないかなど注意深く診察をする．

問題となる上唇小帯付着異常として，歯間侵入型があげられる[3]（図2）．歯間侵入型の

4. 口腔内の小帯（襞），上唇小帯

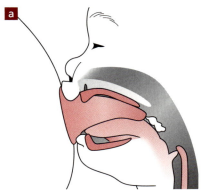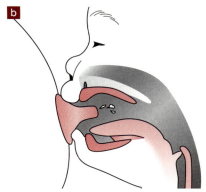

図1　上唇小帯短縮による哺乳障害
a：正常．上唇がラッパ状となる．
b：上唇小帯短縮では上唇がラッパ状にふくらまず，十分に乳首も口腔内に入りきらない．

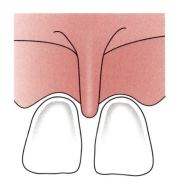

図2　歯間侵入型

特徴は，①上唇小帯が肥大し，口唇への移行部で扇状に広がる，②上唇小帯の付着部位が歯槽頂部にあり，切歯乳頭と連結していることである．しかし後述のように，ほとんどは経過観察でよいとされる[4]．

興味深いことに，上唇小帯の欠損は**全前脳胞症（holoprosencephaly）**でみられる[5]．下唇小帯の欠損は，**Ehlers-Danlos症候群**，**乳児肥厚性幽門狭窄症**，口顔面指症候群（oral-facial-digital syndrome）[6]と外胚葉異形成症（ectodermal dysplasia）[7]でみられる所見であり，診断に有用である．

Ehlers-Danlos症候群の診断特異度は高く，関節不安定症候群（hypermobility syndrome）を鑑別するのに有用とされてい

る[8]．

4. 治療と経過観察

a 上唇小帯裂傷

多量に出血しやすいが，上唇の体表部からの圧迫で止血可能である．その後は固く傷つきやすい食品を食べないようにして，経過観察でよい．歯肉にまで及ぶ裂傷の場合は，吸収糸で縫合をする．

b 上唇小帯は切除すべきか？

上唇小帯は成長とともに形状，大きさおよび位置が変化する．胎生期には小帯は非常に大きいが，出生時には上顎の発育に従って小帯が萎縮し，歯槽頂の裂隙はなくなり，切歯乳頭とつながる．6～8歳ごろのみにくいアヒルの子時代（ugly duckling stage）と呼ばれる乳歯咬合完成期から混合歯列前期にかけては，混合歯列期で上顎中切歯が歯軸をやや遠心方向に向けて萌出してくるため，正中離開は歯列の発育期には自然な現象であり，12歳以降に，上唇小帯の最終的な大きさや位置が決定される．

したがって，上唇小帯切除の時期は，年齢と付着位置，および正中離開と小帯の位置関

11

■ 口腔

係などから考慮し 12 歳ごろまで経過観察を行い，その後に上唇小帯の肥厚，高位付着による口唇翻転が著明な場合は切除するかどうかを決定する．

海外では，母乳哺育困難な乳児に早期から YAG レーザーによる治療を推奨する報告もあるが[9, 10]，まだ一般的ではないようである[11]．

c　虐待が疑われた場合

全身の身体診察，詳しい病歴聴取をする．

5.　専門施設への紹介

上唇小帯裂傷で歯肉まで及ぶ裂傷の場合には，小児歯科，口腔外科へ紹介する．

6.　入院の必要性

上唇小帯裂傷で子ども虐待の疑いがあれば，帰宅をさせずに入院施設を紹介する．

文献

1) Chang C. Upper Lip Tie and Its Treatment. https://www.fauquierent.net/upperliptie.htm (2019 年 1 月 7 日アクセス)
*2) Thackeray JD. Pediatr Emerg Care 2007；23(10)：735-7.
3) 曽我宏世．日口腔科会誌 1979；28：179-89.
4) 改訂第 9 版 愛知県母子健康診査マニュアル準拠 乳幼児健診の歯科医師用手引き. http://www.achmc.pref.aichi.jp/sector/hoken/information/file/screening_manual/manual19.pdf (2019 年 1 月 7 日アクセス)
5) Martin RA, et al. J Pediatr 1998；133：151-3.
6) Mintz SM, et al. Oral Surg Oral Med Oral Pathol Oral Radiol Endod 2005；99：321-4.
7) Kantaputra PN, et al. Am J Med Genet 1998；79：343-6.
*8) Machet L, et al. Am J Clin Dermatol 2010；11：269-73.
9) Kotlow LA. J Hum Lact 2010；26：304-8.
10) Kotlow LA. J Hum Lact 2013；29：458-64.
11) Santa Maria C, et al. Glob Pediatr Health 2017；4：2333794X17718896.

呼吸器

5. 鼻出血

Key Points

- 定義・原因・生理：小児では，キーゼルバッハ部位からの鼻出血が多い．原因疾患は多数あり，鑑別疾患が想起できるようにする．
- 治療・対処法：頭をうつむきにして止血をする．
- 養育者への説明：あわてずに圧迫止血を 10 分以上する．また，鼻をいじることに注意する．冬季は加湿を心がける．

はじめに

　鼻出血（epistaxis nosebleed）は，養育者からよく問われる症状である．多くはうつむきで圧迫止血すれば治まるが，なかには重大な疾患が潜んでいることがある．鼻出血を意味する epistaxis とはギリシャ語の epistazō に由来する．stazō とは滴り落ちることで，鼻孔，鼻腔，鼻咽頭の表面〔epi（英語の on）〕を血液が滴り落ちることを表現している．

1. 定義

　鼻出血とは，鼻孔，鼻腔，鼻咽頭からの急性出血をいう．

2. 病態生理

　鼻出血は，生涯に一度は経験するほど頻度は高いが，10 歳以下と 50 歳以上に好発し，女性より男性（男児，男子）に多いとされる．年齢では，2 歳以下では少ないが，3 ～ 8 歳にかけてみられており，思春期以降は減少する．季節性では，乾燥する冬季に多く，非外傷性の鼻出血が主である．
　鼻出血部位は，鼻腔前部，鼻腔後部，鼻中隔，鼻腔側面に分画して位置決めをする．血

流支配は外頸動脈（蝶形口蓋動脈：鼻甲介と前後鼻中隔に血液供給する，大口蓋動脈：前部鼻中隔に血液供給する，上唇動脈：鼻前庭と前部鼻中隔に血液供給する，上行咽頭動脈：後部鼻中隔に血液供給する）と内頸動脈（前後篩骨動脈：鼻中隔と鼻腔側面に血液供給する）からなる．

- 前方からの出血：鼻中隔前下方部の皮膚と粘膜に移行する部位の粘膜は，前篩骨動脈，蝶形口蓋動脈，大口蓋動脈，上唇動脈などからの小枝が軟骨膜，骨膜に付着するような毛細血管網が発達しており（Kiesselbach plexus），キーゼルバッハ部位（Kiesselbach area），ないし Little 部位と呼ばれる．鼻入口部から 0.5 ～ 1 cm のところにあり，外力により容易に出血する．小児の鼻出血は，圧倒的にキーゼルバッハ部位からの出血が多い．
- 後方からの出血：下鼻道後部では，Woodruff 部位（蝶形口蓋動脈，上行咽頭動脈が形成する）や蝶形口蓋動脈からの出血が多いが，小児よりも高齢者でみられる鼻出血部位である．

3. 評価と鑑別，見逃してはならない疾患

　外鼻孔からの鼻出血は視診で確認できる

13

が，鼻腔後方からの鼻出血は確認しにくく，しかも出血量が多いことに注意する．大量出血は，血圧低下，循環動態に影響を及ぼす．

鼻出血は局所性と全身性とに分類できるが，単一の原因とは限らず契機となる原因も考慮しておくこと．例えば，鼻をいじって出血をしても，基礎に**アレルギー性鼻炎**があるためにかゆくて鼻をこすってばかりしていた可能性もある．

a 局所性

アレルギー性鼻炎，**外傷**（**子ども虐待**に注意），悪臭を伴う片側性の鼻出血は，**異物**によることがある．ボタン型電池を鼻につめると**鼻中隔穿孔**の危険がある．**鼻中隔彎曲**では，吸気が乾燥して鼻粘膜障害による出血をきたす．**ステロイド点鼻薬**の副作用での鼻出血にも注意する．**横紋筋肉腫**は片側の難治性鼻出血と耳管（eustachian tube）機能不全を呈する．

良性腫瘍では，乳児期の**乳児血管腫**（infantile angioma），思春期の男子にみられる，上咽頭の側壁や後鼻孔の後側壁から発生する**若年性鼻咽頭血管線維腫**（juvenile nasopharyngeal angiofibroma）が鑑別にあがる．

b 全身性

血小板減少（**免疫性血小板減少性紫斑病**，**白血病**）血小板機能異常〔**Bernard-Soulier症候群**（血小板数は正常ないし減少．末梢血塗抹標本では巨大血小板が多数認められる），**非ステロイド系鎮痛抗炎症薬内服**〕，血液凝固因子異常（**血友病**，**von Willebrand病**，**肝疾患**），頭痛と鼻出血があると**片頭痛**，**高血圧**を疑う．

血管異常症として**遺伝性出血性毛細血管拡張 Rendu-Osler-Weber 症候群**がある．12歳ごろまでに粘膜出血症状，消化管出血，肺出血がみられる常染色体優性（顕性）遺伝の疾患である．

4. 病歴

鼻出血の季節性，持続時間，繰り返しているのかどうか，両側性か片側性かを確認する．片側性では異物があるのか，悪臭や鼻閉感を聴取する．鼻汁を伴っていればアレルギー性鼻炎，副鼻腔炎を想起する．家族歴で出血性疾患の有無，鼻出血以外のほかの部位で出血症状があるのか，外傷の既往，服薬歴を確認する．

血液疾患による鼻出血を疑わせる鼻出血スコアリングシステムがある[1]．1年間に15回以上の鼻出血，止血に5分以上用する，出血量が15 mL以上，1年間に5回以上鼻出血があった年数を暦年齢で割った割合が33%以上，両側性鼻出血などであると**von Willebrand病**などを考慮する．

5. 身体所見

鼻出血に気をとらわれず，気道，呼吸，循環など全身状態の確認も怠らないこと．紫斑，出血斑の有無を確認する．止血後，耳鏡を利用して鼻中隔前部の出血部位を確認する．血液が咽頭から胃に入ると悪心・嘔吐を引き起こすため，咽頭後壁の血性後鼻漏を確認する．

6. 検査所見

血球検査，凝固検査，血清フェリチン値を検査する．von Willebrand病では，プロトロンビン時間（prothrombin time：PT），活性化部分トロンボプラスチン時間（activated partial thromboplastin time：APTT）が基

準値内でも，von Willebrand 因子，抗原量が低下していることがあり注意が必要である．

7. 治療と経過観察

治療には，家庭での緊急対応，小児科外来での処置と検査，止血困難な場合には耳鼻咽喉科医による専門的処置と精査の三段階に分類できる．本項では，家庭と小児科外来での処置にとどめる．

鼻出血は，10 〜 15 分で自然止血する．自然止血しない場合，両鼻翼を指で押さえて鼻中隔方向へ圧迫すると止血する場合が多い．体位は，座位で頭をうつむきとする．

8. 予後

多くは予後良好だが，疾患により異なる．

9. 専門施設への紹介

- 止血困難な場合．
- 鼻腔後方の出血．
- ガーゼパッキングが必要な場合．
- 貧血が疑われる場合．

10. 入院の必要性

- 気道，呼吸，循環が不安定な状態の場合．
- 原因疾患の精査，治療が必要な場合．

11. 診療に役立つツール

- 日本小児科学会．こどもの救急（ONLINE-QQ）鼻血．http://kodomo-qq.jp/index.php?pname=hanaji（2019 年 1 月 7 日アクセス）

文献

1) Katsanis E, et al. J Pediatr 1988；113：73-6.

呼吸器

6. 咳が長引く

- 定義・原因・生理：小児の慢性咳嗽は，気管支喘息，副鼻腔炎，胃食道逆流症（GERD）が主な原因である．特異的慢性咳嗽と非特異的咳嗽を鑑別することが大切である．
- 治療・対処法：慢性咳嗽の原因を突き止めることで，適当な治療を行う．特異的咳嗽において，気管支喘息，アレルギー性鼻炎，副鼻腔炎ではそれぞれに適切な治療を行う．なお，副鼻腔炎には小青竜湯（しょうせいりゅうとう）が効果的である．GERDでは，プロトンポンプ阻害薬（PPI）投与，場合によっては手術となる．心因性咳嗽では，心理的アプローチが必要となる．
- 養育者への説明：なぜ咳が長引くのかを，咳嗽の原因，病態からしっかりと説明をする．十分な説明と理解を共有しないと，ドクターショッピングに陥ってしまう可能性がある．

はじめに

咳嗽は小児の一般的な症状である．感冒時の咳嗽のように急性期の一時的な場合は自然経過でよくなるが，なかには重大な疾患の前兆であることもある．頑固な咳嗽は，咳込み嘔吐や，睡眠を妨げ，本人はもとよりまわりの家族をも巻き込んで，不安を駆り立てることになる．このため，主治医には的確な診断と治療が要求される．ここでの「咳が長引く」は，慢性咳嗽を意図している．

余談だが，咳は英語では cough，ラテン語では tussis という．英語において鎮咳薬 antitussive，百日咳 pertussis，咳込み嘔吐 post-tussive emesis（vomiting）などで tussis は使用されている．

1. 定義

慢性咳嗽（chronic cough）は，オセアニアとアメリカでは4週間以上持続する場合をいう．日本とイギリスでは8週間以上持続する場合をいう．乳幼児期では，自然治癒傾向にある遷延する上気道炎，ウイルス感染後咳嗽（post viral cough），ウイルス感染後の反応性気道疾患（reactive airway disease：RAD），気管支喘息，上気道咳症候群（upper air way cough syndrome）（Memo参照），胃食道逆流症（gastroesophageal reflux disease：GERD）による咳嗽がある．学童期では，気管支喘息，遷延性細菌性気管支炎（protracted bacterial bronchitis：PBB）（Memo参照），上気道咳症候群が多く，胃食道逆流症は少なくなる．思春期では，心因性咳嗽がある．なお，欧米やオーストラリアでは，乳幼児期の慢性咳嗽はPBBによることが多いとされる．

上気道咳症候群

上気道咳症候群は，以前から知られている後鼻漏症候群（nasal drip syndrome）のことであるが，後鼻漏刺激で咳嗽誘発するだけではなく，知覚過敏を基礎にした慢性過敏性亢進症候群（chronic hypersensitivity syndrome：CHS）の概念と副鼻腔気管支症候群炎（sino-bronchial syndrome）の要素が包含されている．

16

遷延性細菌性気管支炎（PBB）について[1]

以下，私見であるがお許し願いたい．PBBは，海外論文を読むとよくみられる疾患であるが，いったい，小児に慢性気管支炎が存在するのか疑問である．海外でもPBBについては，意見は一致していない．PBBはアメリカ，イギリス，オーストラリアでは認められつつある疾患単位であるが，日本ではまだ馴染みがなく，疾患単位として確立されていない．

PBBは，①胸部単純X線撮影に異常なく，②気管支肺胞洗浄（brancho-alveolar lavage：BAL）で細菌定量数を確認する，③抗菌薬〔アモキシシリン/クラブラン酸（AMPC/CVA）〕の投与で咳嗽の改善をみることで，診断に至る疾患である．日本では経験しないが，見逃していたのか，存在しないのか明らかでない．しかし，このような疾患概念があることを知識として知ってほしいため，本項で登用したことをお断りしておく．

2. 分類

咳嗽が急性か慢性（4週間以上）か確認する．もし慢性咳嗽ならより詳しい検査を行う必要がある．

次に，咳嗽の発生起源が上気道由来か下気道由来か，あるいは上下気道混合か，主病巣の確認は大切である．

慢性咳嗽は以下の3つの要素に分類される[2]．

①当然ないし予期された咳嗽（normal or expected cough）：ある意味で原因がわかっており，咳嗽は生理的，あるいは当然ないし予期された咳嗽である．

②特異的な咳嗽（specific cough）：精査をすると診断可能な何らかの疾患に由来する咳嗽であり，特有な症候を持ち合わせている．気管支喘息，気管支拡張症，膵嚢胞性線維

症，異物誤嚥，心疾患，特殊な呼吸器感染症，間質性肺炎などが含まれている．

③非特異的咳嗽（non-specific cough）：乾性咳嗽が主な症状であり，患児は健康そうで，胸部単純X線撮影，肺機能検査に異常なく，上述の「特異的な咳嗽（specific cough）」にみられる特有の症候もみられない．自然経過で軽快することがあり，重症ではなく，多くは遷延する上気道炎による咳嗽と考えられる．ウイルス感染後（post-viral cough）では，咳受容体の感受性亢進（カプサイシン刺激による）がみられ，慢性咳嗽となることがある．例えば，たばこや環境汚染物質が咳受容体刺激に作用をして，咳嗽が長引く可能性がある．安易に咳喘息（cough variant asthma）として吸入ステロイドが投与されていることがある．

非特異的慢性咳嗽では，無用な検査を強いるのではなく，まずは経過観察でよい．しかし，患児と養育者の不安を解消することは難しく，養育者にとって咳嗽の持続は医師への不信につながり，ドクターショッピングや不必要な過量，多剤投薬を被ることになる．十分な説明で納得を得るよう信頼関係を構築する．

Memo

吸入ステロイド薬の経験的治療試験

吸入ステロイド薬をアメリカでは2週間，イギリスでは8～12週間使用して効果があれば，気管支喘息，咳喘息と診断する経験的治療試験（empirical therapy trial）や，オーストラリアではAMPC/CVAを4週間服用で効果があればPBBとする経験的治療試験があるが，抗菌薬投与には耐性菌出現が懸念される．効果があった場合はともかく，無効な場合には，隠れていた疾患を見落とす危険性もあるといえる．

■ 呼吸器

非特異的咳嗽は，自然によくなるので経過観察でよい．ウイルス感染後咳嗽では，ヒスタミンH₁拮抗薬（第二世代），麦門冬湯（ばくもんどうとう）で経過をみる程度でよい．RADでは，β2-刺激薬を試みる．中枢性鎮咳薬は2歳以下では使用しない．

Memo

最近では，成人のCHSと呼ばれる軽度な温度変化，機械的ないし化学的刺激に知覚過敏のために長引く咳嗽が続く状態が提唱されており，ガバペンチンが効果的との報告がある[3]．小児の非特異的慢性咳嗽に関係しているかもしれないが，まだまだ，未解決な分野でもある．

3. 病態生理

副鼻腔から終末気管支までに存在する咳受容体に刺激が加わって咳嗽反射が起こる．咳受容体は，外耳道，胸膜，心膜，縦隔，横隔膜にも存在し，求心性神経を介して延髄第4脳室下部の咳中枢に達する．咳中枢から反射性に遠心性神経を介して声門閉鎖，横隔膜収縮，胸壁筋，腹筋，骨盤底筋の収縮が起こり咳嗽となる．外耳道後部と耳甲介にある咳受容体は，迷走神経の耳介枝（Arnold神経）が求心性神経となる．Arnold神経咳症候群といって，Arnold神経の刺激により，神経痛とともに反射性に咳が出る症候群がある．耳の後部を圧迫すると痛く，神経の炎症や神経への圧迫が原因となる咳嗽である．

咳嗽は3相に区分され，短く深い吸気の後に声門が閉じ（吸息期，inspiratory phase），続いて呼気筋の急激な収縮による胸腔内圧の増大が起こり（加圧期，compressive phase），その後声門が開大して高圧となった気道内に貯留した空気の急激な排出が起こり咳嗽を起こす（呼出期，expiratory phase）．同時に，気道から刺激物と気道内分泌物が排出される．この咳嗽で排出が不完全な場合には，反復して咳込みがみられ，気道内炎症の誘因となる[4]．

4. 評価

a 咳の性状

咳の性状について2，3の問診をしてみることが役立つ[4]．クループ様（croupy），喉から出てくるような喉音（throaty），雁（かり）の鳴き声（咳払い，honking），霧笛様（喉を鳴らす，foghorn）などは，主に上気道由来の咳嗽が疑える所見である．乳幼児の気管支炎では，このような上気道由来の咳嗽が聞こえることがある．4歳以下では生理的に声門下が狭いことが影響しており，気管支喘息でもクループ様の咳込みはみられることがある．

ほかには，喀痰を排出するときの湿性咳嗽がある．湿性咳嗽は肺炎や気管支喘息のような下気道炎症による場合や中等症以上の副鼻腔炎が原因であることを疑う所見である．喀痰を排出しては飲み込んだりすることを繰り返して，血液がわずかに混じることがある．

また，疾患に特徴的な咳嗽もある．クループ症候群の犬吠様咳嗽〔barking（brassy）cough〕，百日咳（whooping cough/pertussis）の発作性，反復性の乾性咳嗽（paroxysmal cough/staccato），吸気性笛声（whoop），咳き込み後の嘔吐や，クラミジア肺炎で長引く咳嗽とstaccato（staccatoは百日咳だけではない）など．習慣性咳嗽（habitual cough）では，咳払い（honking）や喉を鳴らす（foghorn）が特徴である．

b 時間帯や状況

習慣性咳嗽では，日中に咳き込みがあり睡

眠時にはないのが特徴である．同じように，運動時に咳き込みがあるか，逆に運動を嫌がるなら，気管支喘息を疑う．夜間に咳き込みがあると，気管支喘息，後鼻漏（副鼻腔炎）を疑う．食事の際にむせるような咳込みをするなら気管食道瘻，哺乳・嚥下障害（声帯運動障害）を疑う．胃食道逆流現象は，夜間の咳込み，日中では，食後の悪心・むかつき（retching），食事を中断して嘔吐，体を後ろに反る姿勢がみられる．

c 年齢

咳嗽の発症年齢も重要である．生後3か月以内に発症した遷延性ないし反復性咳嗽は，喉頭気管軟化症，哺乳・嚥下障害などの先天性ないし気道の解剖学的，生理学的異常を精査する必要がある．この年齢の小児の咳嗽が長引くと，海外ではPBBになる危険性があるとされる．

2歳前後の幼児が突然に咳き込みをした場合は，異物誤嚥を考えて，気管支鏡の適応を即座に考慮する．

生後6か月以降の咳嗽は，ウイルス感染後のRADによる気道過敏性亢進による場合がある．この咳嗽には，β_2-刺激薬が有効なので治療的診断で投与を試みるとよい．しかし，あくまで限定的であり，漫然と投与をするべきではない．

思春期には精神的ストレスで突然に咳き込む心因性咳嗽がある．また，咳は咳にあらず，Tourette症候群のチック症状であることにも注意をすること．

5. 鑑別，見逃してはならない疾患

健康小児の慢性咳嗽は，反復性呼吸器感染症，中葉症候群（middle lobe syndrome），PBB，上気道咳症候群（後鼻漏症候群，post nasal drip syndrome），咳喘息，心因性咳嗽，刺激性咳嗽（たばこ，その他）などがある．肺疾患その他，基礎疾患の合併を疑う小児の慢性咳嗽は，気管支喘息，咳喘息，上気道咳症候群（後鼻漏），胃食道逆流症，気管支拡張症，膵嚢胞性線維症，原発性線毛不動症候群（immotile cilia syndrome, Kartagener症候群），慢性化膿性肺疾患，免疫不全症，気管・喉頭軟化症，腫瘍による気管・気管支圧迫，異物誤嚥，マイコプラズマ肺炎，クラミジア肺炎，百日咳，肺結核，先天性心疾患，先天性異常（気管・気管支狭窄，気管食道瘻，血管輪，気道の形態異常），CHARGE症候群，Down症候群，神経筋疾患などがある[5]．

6. 病歴

咳嗽の性状，発熱の有無から気道の感染症を疑う．運動で咳き込みが増強すると気管支喘息を疑う．夜間に咳き込みがあり，日中は咳嗽が目立たず，夜間に咳き込みが多いならば，百日咳を疑う．鼻汁が喉に落下する後鼻滴postnasal dripがあればアレルギー性鼻炎や副鼻腔炎を疑う．

• 既往歴では，春，秋に咳き込みが出現する季節性変動があれば，アレルギー性鼻炎を疑う．慢性咳嗽で体重増加不良，成長障害があれば，膵嚢胞性線維症や免疫不全症を考える．

• 新生児期（neonatal history）：早産児で出生した児は気道過敏性亢進，喉頭気管軟化症，GERDを満期産児よりも合併しやすい．周産期に中枢神経系障害を合併した場合には，吸啜障害，嚥下障害が認められ誤嚥性肺炎をきたしやすい．横隔膜ヘルニアであった場合には，肺低形成，肺機能低下，反復性肺炎を合併しやすい．新生児慢性肺疾患（chronic lung disease：CLD）であった児

■ 呼吸器

では，慢性咳嗽，反復性肺炎をきたすことがある．

- 家族歴で，両親に気管支喘息，アトピー性素因があれば，気管支喘息の可能性が2〜4倍高くなる．両親に免疫不全があれば，同様の免疫不全による咳嗽の可能性が高くなる．
- 服薬歴で，ACE阻害薬の服用を聴取する．

7. 環境

環境は咳嗽に影響をする．たばこの受動喫煙（secondhand smoke），衣服，家の壁などについたたばこの臭い（thirdhand smoke），湿った浴室や生ゴミの腐敗などからのカビ曝露，屋内飼育のペット，寝具，枕からのダニ曝露などがある．

8. 身体所見

基本は聴診で，呼吸音の左右差，呼吸音の異常，副呼吸音の有無，打診で清音，鼓音，濁音からの肺含気の左右差を確認する．心音の聴取位置から，右胸心（dextrocardia）が疑われたら原発性線毛不動症候群を想起する．

呼吸状態から呼吸困難を疑う所見を確認する．

体重増加不良，やせは，慢性呼吸不全，免疫不全による咳嗽を疑う．

形態異常の有無を確認する．先天奇形症候群の場合，延髄（球部）の機能低下や喉頭気管軟化症の合併で，誤嚥性肺炎を反復しやすい．気管食道瘻ではCHARGE症候群，哺乳・嚥下障害ではメビウス症候群を疑う．

ばち状指は慢性呼吸不全をきたす慢性化膿性肺疾患（chronic suppurative lung disease）や間質性肺炎を疑う．なお，間質性肺炎では，乾性咳嗽はみられるが湿性咳嗽は

みられない．慢性化膿性肺疾患には，気管支拡張症，PBB，肺膿瘍などが含まれる．

漏斗胸（pectus excavatum）は，その程度にもよるが，なかには気道圧迫による慢性咳嗽をきたす場合もある．鳩胸（pectus carinatum）では，末梢気道病変（small air way disease）を生じて，肺含気量が多くなり，咳嗽を呈することがある．

慢性咳嗽の診察では，耳，鼻，咽頭所見を必ず確認すること．耳道内の異物，鼓膜に接する毛髪，耳垢が慢性咳嗽の原因になることがある．副鼻腔炎による慢性咳嗽では，後鼻漏と咽頭後壁に敷石状の小リンパ節腫大（cobblestone like lymphoid hyperplasia）がみられることがある．腹部所見では，肝臓辺縁の触知が肺含気量増大，肺気腫を示唆する所見であったり，門脈圧亢進症状としての肝腫大は膵嚢胞性線維症を示唆する所見であったりする．

9. 検査所見

- 胸部単純X線撮影（喉頭部を含む）と肺機能検査（6歳以上）は本質的に必須検査である．
- 気管支喘息を疑い，アレルギー検査（IgE-RAST）を短絡的に行うのは避けるべきであり，アレルギー検査は問診，家族歴，臨床症状を十分に把握して施行すべきである．
- 気管支鏡検査は，PBB，慢性化膿性肺疾患を疑って行うが，実施可能施設が限られており，かつ患児の負担も大きく，確固たる診断根拠をもって行うべきである．
- GERDの診断のゴールドスタンダードは食道pHモニタリングである．
- 何らかの基礎疾患の存在が疑われた場合に胸部CTや気管支鏡検査を実施するのはともかく，単に慢性咳嗽だから施行するのは

控えたい.
- 血清抗体価測定は百日咳, マイコプラズマ肺炎, クラミジア肺炎で可能であるが, 百日咳菌 (*Bordetella pertussis*), 肺炎マイコプラズマ (*Mycoplasma pneumoniae*) には LAMP 法による核酸増幅法がより確定診断に有用である.

10. 専門施設への紹介

適正な治療をしても咳嗽が改善しない, 治療で一時的に改善しても再発を繰り返す, 体重増加不良を認める, 全身性疾患に伴う咳嗽を疑う場合などに専門施設への紹介を検討する.

11. 入院の必要性

- 呼吸困難を認める場合.
- 乳幼児で水分, 食事が摂れない場合.
- 形態異常を伴い, 精査が必要な場合.

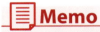

咳嗽にハチミツは効果があるのか

4 歳以下の乳幼児の急性上気道炎に鎮咳薬を投与することは, 死亡例の報告があって慎むべきとされている. それでは, 何か「咳止め」のよい方策はないのだろうか？ イスラエルからの報告では[6], ハチミツ (honey) を就寝時にスプーン一杯服用すると咳が止まってよく寝られるとされている. 鎮咳効果は, ユーカリ (eucalyptus) ＞柑橘類 (citrus) ＞ラベンダー, ローズマリーなどのシソ科 (labiatae) のハチミツの順であったが, プラセボに比して 3 つのハチミツの鎮咳効果は明らかとみられている. ハチミツにはビタミン C を含む抗酸化作用が有効に作用していると推論される.

もっとも, 生ハチミツにはボツリヌス菌の芽胞が含まれているので乳児には与えられないが, 何もしないよりはよいとされる[7]. なお, ハチミツにはフルクトースが含まれており, 遺伝性フルクトース不耐症の児には不向きである.

文献
1) Bidiwala A, et al. Pediatr Ann 2015 ; 44 : 329-36.
*2) Massie J. Paediatr Respir Rev 2006 ; 7 : 9-14.
3) Chung KF : J Thorac Dis 2014 ; 6 : S699-707.
*4) Chang AB. Pediatr Clin North Am 2009 ; 56 : 19-31.
5) Lamas A, et al. Arch Bronconeumol 2014 ; 50 : 294-300.
6) Cohen HA. Pediatrics 2012 ; 130 : 465-71.
7) Oduwole O, et al. Cochrane Database Syst Rev 2018 ; 4 : CD007094.

頭頸部・胸郭

7. 頭の形が大きい，小さい，わるい

Key Points

- 定義：頭囲が2SDないし97パーセンタイル以上を大頭症（macrocephaly）という．頭囲が−2SDないし3パーセンタイル以下を小頭症（microcephaly）という．
- 注意点：頭囲測定を正確に行う．前方は左右の眉の直上，後方は後頭部の一番突出しているところを通る周径を1mm単位まで計測する．
- 頭をなでるように触診して，頭蓋骨縫合線早期癒合症の診断をする．
- 両親への説明：小頭症の場合，妊娠中の生活環境が影響することを説明する．遺伝性疾患の場合には，遺伝カウンセリングの必要性を説明する．

はじめに

頭の大きさは頭囲を計測して評価をする．乳幼児健康診査4か月，6か月，9か月，1歳6か月で頭囲を測定するが，本当に正確な評価がされているだろうか．見た目で，いかにも「頭が大きい」「頭が小さい」がわかることもある．「福助あたま（Memo参照）」になって，やっと気がつくようでは困ったものである．

「頭の形がわるい」は頭蓋骨縫合線早期癒合症（craniosynostosis）を想起するが，多発奇形や神経学的異常のない無症候性頭蓋骨早期癒合症の場合には健診時に医師が見落としていることが明らかにされている[1]．頭をなでるように触診すれば頭蓋のいびつがわかるのに，いったいどうして見落としてしまうのだろうか．

1. 定義

乳幼児の頭囲を計測する理由は，脳の大きさ（容量）を推定するためである．計測者は医師，看護師，保健師，保育士，医療補助者などさまざまである．定められた通りに計測していないと評価ができない．脳の成長を考えると，3歳まではルーチンの身体計測と認識しておきたい．

頭囲の計測[2]では，前方は左右の眉の直上，後方は後頭部の一番突出Sしているところを通る周径を1mm単位まで計測する．前方が額の最突出部を通らないようにする（図1）．

頭囲（occipitofrontal head circumference：OFC）を測定する意義とは，脳の大き

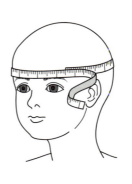
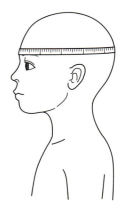

図1 頭囲の計測

さ（容量，volume）を間接的に評価するためである．よって，頭囲と脳容量とが相関する頭囲計測が必要であり，額の最突出部と後頭部を通る最大周径を求めるわけではない．Nellhausの頭囲チャートに示されるように，頭囲には人種，年齢別の差異はさほどない[3]．しかし，アメリカでは3歳を境にして，異なった頭囲チャートを評価に使用している．国内では，厚生労働省平成22年度調査 乳幼児（男・女）身体発育曲線（頭囲）を参考にする[4]（図2）．

頭囲が2SDないし97パーセンタイル以上を大頭症（macrocephaly）という．頭囲が−2SDないし3パーセンタイル以下を小頭症（microcephaly）という．

頭蓋骨縫合早期癒合症とは，頭蓋骨縫合線の早期癒合によって，頭蓋骨の成長が妨げられて頭蓋変形をきたす疾患である．頭蓋骨のみに異常のみられる無症候群性と，顔面骨や四肢骨などにも異常がみられる症候群性（Crouzon症候群，Apert症候群など）がある．

2. 病態生理

大頭症の原因には，水頭症（hydrocephalus），巨脳症（megalencephaly），頭蓋骨肥大（thickened skull，サラセミア），先天性骨疾患による頭蓋骨形成異常，占拠性病変があげられる．

水頭症は先天性，後天性による脳室拡大であり，頭囲拡大は頭蓋骨縫合閉鎖前の乳児で顕著である．頭蓋骨縫合閉鎖後には頭囲拡大はなく，頭蓋内圧亢進症状が目立つようになる．水頭症の発症機序として，交通性水頭症（くも膜絨毛の脳髄液吸収障害による：髄膜炎，外傷，腫瘍播種）と非交通性水頭症（中脳水道，第4脳室病変による：中脳水道閉塞，腫瘍，感染）に便宜的に大別するが，未熟児脳室内出血，子宮内感染による水頭症のように明白でない病態もある．

巨脳症は，脳容量の増大による大頭症であ

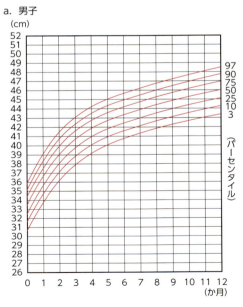

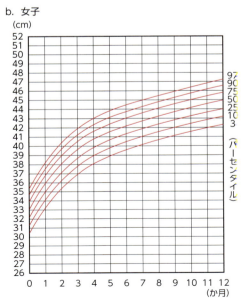

図2　乳児身体発育曲線（頭囲）（文献5）より引用）

■ 頭頸部・胸郭

る．解剖学的，先天代謝異常，特発性に大別される．

小脳症（microencephaly）とは，脳容量の減少による小頭症である．脳の発育不全により頭蓋は大きくならず，二次的に頭蓋骨縫合線も早期閉鎖をする．

3. 評価と鑑別，見逃してはならない疾患

a 大頭症

1）水頭症

Chiari Ⅱ型（幼児型） は二分脊椎や髄膜脊髄瘤を合併していることが多く，生後1〜3か月ごろに，無呼吸発作，誤嚥性肺炎で発症する．3か月未満の延髄機能障害をChiari crisisと呼び注意を要する．

Dandy-Walker 症候群 は第4脳室拡大と小脳虫部の低形成が特徴であり，出生時には頭囲に異常がなく，1歳までに急速に頭囲拡大が進行する．

先天性中脳水道狭窄（congenital aqueductal stenosis） は側脳室，第3脳室の拡大がみられるが，第4脳室に変化はない．重度の頭囲拡大では，児頭骨盤不均衡による分娩進行障害をきたす．しかし生後3〜4か月ごろから頭囲拡大が明らかになる症例もある[6]．X連鎖遺伝のことがある．

生後6か月ごろに頭囲が増大する**良性くも膜下腔拡大**〔benign enlargement of the subarachnoid space（別名：良性硬膜下水腫，benign subdural effusion；特発性外水頭症，idiopathic external hydrocephalus）〕は，神経学的異常はなく，脳容量にも変化はなく，2歳6か月ごろには自然に回復する．ただし急速なくも膜下腔拡大はくも膜下出血をきたすことがあり，注意が必要である．

2）巨脳症

巨脳症は，出生時には頭囲拡大はなく，時間とともに頭囲拡大がみられ，多くは精神運動発達の遅れを伴う．

代謝性疾患では**ムコ多糖症**，白質脳症（**Canavan病，Alexander病**など），**グルタル酸血症Ⅰ型**〔glutaric acidemià typeⅠ；有機酸血症で，MRIで左右Sylvius溝拡大のコウモリの翼（batwing）像をみる〕がある．

解剖学的原因では生後から頭囲拡大がある．過成長を呈する**Sotos症候群**では，頭囲と体格ともに大きく，水頭症と巨脳症が複合した大頭症である．神経皮膚症候群の**神経線維腫，結節性硬化症**，その他，**軟骨無形成症，自閉症**および*PTEN*変異で自閉症を合併する**Cowden症候群（多発性過誤腫症候群）**と**Proteus症候群，脆弱X症候群**で頭囲拡大をみる．

動静脈奇形（Galen大静脈瘤）などの占拠性病変による巨脳症もある．

特発性（良性）巨脳症（idiopathic benign megalencephaly）は，家族性大頭症とも呼ばれ，親子で頭囲が大きいが水頭症の所見はなく，神経学的異常はないとされるが，軽微な神経機能不全（minor neurological dysfunction）がみられる[7]．

b 小頭症

出生時すでに小頭症の場合は先天性小頭症を疑う．出生後から成長に伴う頭囲の増大がみられない場合は後天性小頭症を疑う．なお，頭囲が−3SD以下を重症の小頭症と呼ぶ．

先天性小頭症は，①大脳皮質の神経細胞層構築の形成異常がない**原発性（真性）小頭症**（microcephaly vera），②神経細胞層構築に異常がある**滑脳症**（lissencephaly）や**多小脳回**（polymicrogyria）など，③遺伝性症候群である**Miller-Dieker症候群，Seckel症候群，Rubinstein-Taybi症候群，de Lange症候群，Down症候群**など，④**家族性（無症**

候性）小頭症，⑤環境要因としてアルコール（胎児アルコール症候群），子宮内感染症，母体健康状態不良などに大別できる．

後天性小頭症はおおむね1歳までに明らかになり，①遺伝性症候群であるRett症候群（女児にみられ，出生時の頭囲は正常），②代謝性疾患として先天性アミノ酸代謝異常症，ミトコンドリア病，③新生児低酸素性虚血性脳症，④低栄養，⑤外傷（子ども虐待）⑥複数の縫合が癒合した頭蓋骨縫合早期癒合症などに大別できる．

4. 病歴

妊娠，分娩歴，アルコール飲酒，内服歴，家族歴（大頭症，小頭症の有無），血族婚，新生児マス・スクリーニング検査結果を聴取する．

出生時から頭囲が大きい場合には，周産期に原因を求める．解剖学的原因による巨脳症，先天性中脳水道狭窄の可能性がある．出生後からの頭囲拡大は先天性ないし後天性水頭症，代謝性疾患を疑う．母子健康手帳に記載がある情報を参照して，成長曲線，頭囲発育曲線を作成する．精神運動発達の確認，外傷歴，頭蓋内圧亢進症状の有無を聴取する．後天性水頭症と後天性小頭症では発達の退行を確認する．後天性小頭症では2歳以降は頭囲の増加はなくなる．

5. 身体所見

頭部の形状を視診する．大泉門の計測，頭部を触診して縫合部位の隆起を確認する．水頭症では大泉門拡大や膨隆，縫合線の離開が確認できる．しかし，解剖学的原因による巨脳症では，大泉門や縫合線に所見はみられない．皮膚所見〔カフェオレ（café au lait）斑

など〕，形態異常，神経学的所見，軽微な神経機能不全の徴候の有無を確認する．外傷の有無を確認する．両親，兄弟の頭囲を測定する．

6. 検査所見

大頭症の原因として，一般的な血液検査所見では有用な情報はない．特定の疾患の巨脳症で代謝性疾患が疑われる際には，先天代謝異常関連の検査を行う．

小頭症の原因として，子宮内感染症（トキソプラズマ症，サイトメガロウイルス感染症，風疹，単純ヘルペスウイルス感染症，HIV感染症，梅毒）を鑑別する．形態異常を伴う場合には，DNAの異常領域をゲノム全体から網羅的に高感度に検出できるアレイCGH（比較ゲノムハイブリダイゼーション：aCGH）法で遺伝性疾患の診断に利用できる（保険適応外）．

7. 画像検査

画像検査は有用であり，大泉門が開大していれば，超音波検査で脳室内出血，脳室拡大，腫瘍の確認が可能である．頭部CT検査では，水頭症，頭蓋内石灰化（子宮内感染による），出血がわかる．MRIが最も有用であり，白質，灰白質病変の検出，神経細胞移動障害による大脳形成異常（滑脳症や多小脳回症），水頭症，硬膜下水腫（血腫），後頭蓋窩の異常がわかる．先天性骨系統疾患を疑う場合には，骨格系の単純X線撮影をする．

なお，硬膜下血腫は子ども虐待の可能性があり，骨折の確認，眼科受診が必要となる．

■ 頭頸部・胸郭

 8. 治療と経過観察

疾患と原因によって異なる．水頭症減圧術の適応は，脳神経外科医との協議によって決定する．合併するけいれん，神経学的異常，知的障害に関して，抗けいれん薬投与，療育指導を行う．

 9. 予後

疾患と原因によって異なる．先天性中脳水道狭窄の症例報告[4]のように，減圧術後に発達の回復がみられることが明らかであり，乳幼児健康診査での早期発見が予後を左右することが明示される．

 10. 専門施設への紹介

以下の場合には該当する診療科に紹介する．
- 頭囲が2SD以上の場合．
- 頭囲が急激に増大した場合．
- 頭囲が経時的に減少した場合．
- 形態異常を伴っている場合．
- 神経学的異常がある場合．
- 精神運動発達の遅れがある場合．
- 子ども虐待が疑われる場合．

11. 入院の必要性

頭蓋内圧亢進症状，意識の変容，けいれんなどがある場合は入院が必要なことがある．

12. 診療に役立つツール

有名な遺伝性疾患のデータベースであり，大頭症，小頭症を呈する疾患の検索に役立つ．

- Johns Hopkins University. OMIM®—Online Mendelian Inheritance in Man®. https://www.omim.org/（2019年1月7日アクセス）

 Memo

福助あたま

福助のいわれには諸説あるが，ここでは福助の体つきから考察してみよう．彼は水頭症と低身長症であり，水頭症による頭囲拡大が「福助あたま」である．古来，心身に障害をもって生まれてきた子どもを，福と富を呼ぶ福子として大切に育てる習慣があり，福助は家庭に幸せを呼ぶ象徴である．

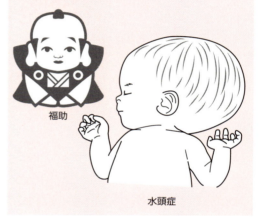

福助　　水頭症

文献

1) 大門尚子ほか．日小児会誌 2018；122：742-7．
2) 乳幼児身体発育評価マニュアル 平成24年3月．平成23年度厚生労働科学研究費補助金（成育疾患克服等次世代育成基盤研究事業）．
3) Nellhaus G. Pediatrics 1968；41：106-14．
*4) 加藤則子ほか．小児保健研 2012；71：671-80．
5) 厚生労働省．平成22年乳幼児身体発育調査の概況について．https://www.mhlw.go.jp/stf/houdou/0000042861.html（2019年1月7日アクセス）
*6) Kaplan JL, et al. N Engl J Med 2016；375：2583-93．（生後，水頭症が顕性化した先天性中脳水道狭窄症の症例検討で，鑑別診断を含めて診断プロセスが学べる論文である）
7) Sandler AD, et al. J Pediatr 1997；131：320-4．

頭頸部・胸郭

8. 耳介の形，位置

 Key Points
- 外耳の形態異常診察の意義：外耳の形態異常から，ほかの変質徴候を精査する．先天奇形症候群の診断の手がかりとなる．難聴，腎奇形の有無を確認する．
- 治療・対処法：形成外科的対処と合併する臓器障害への対処からなる．
- 養育者への説明：外耳の形態異常について，心配や不安が募らないように丁寧な説明をする．

はじめに

耳介（auricle, pinna）は外耳（external ear）とも称される．ところで，診察の際に外耳を観察しているだろうか．母親が疑問を問いかける前に，医療者側から耳介の所見を説明するとたいへん信頼されることは間違いない．

外耳の形態異常（minor anomalies，変質徴候）として，小耳症（small ears, microtia），付着した耳垂（attached lobe），耳垂前部の溝（anterior creases in lobe），耳輪裂（cleft helix），対耳輪過剰脚（stahl ear），カップ耳（cup-shaped ear），突出した耳（protruding ear），垂れ下がった耳（lop ear），二分対耳珠（Antitragus, Bifid），耳前瘻孔（preauricular pit），副耳（preauricular tag, accessory auricle）と耳介低位（low-set ear），後方に傾いた耳介（posterior angulation ear）がある．これら耳介小奇形の説明と写真は，日本小児遺伝学会ホームページで閲覧可能である．

実臨床では，3つ以上の小奇形，ないし小奇形2つ＋大奇形1つ，ないし大奇形2つで奇形症候群の診断に至るが，該当する症候群がない場合には，多発奇形症候群と暫定診断してフォローアップをするように勧められている[1]．耳介は表面から診断アプローチがしやすい部位であり，丁寧に所見をとるようにしたい．

1. 定義

奇形は用語として不適切とされ，必要に応じて「形態異常」を同意語として用いた．

耳介の形態異常の詳細は省略する．文末の推奨文献の2）と3）を参照されたい．ここでは，外耳の正常解剖と名称を図示するにとどめる（図1）．

a 耳介低位

耳介低位（low-set ear）とは，耳介の上端が内眼角と外眼角を水平に結んだ線より下にあることをいう．図2aは，正常な耳介位置を示す．

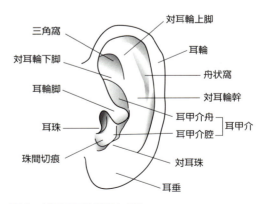

図1 外耳の正常解剖と名称

27

■ 頭頸部・胸郭

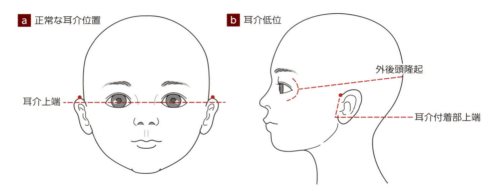

図2 正常な耳介位置と耳介低位

耳介低位の定義はほかにもあり，耳介付着部上端が，外眼角と外後頭隆起を結ぶ線より下方にあるものもある[4]（図2b）．

b 後方に傾いた耳介

後方に傾いた耳介とは，フランクフルト平面に垂直な直線と耳介の縦軸の角度が，基準値の2SD以上のものをいうが，耳介低位があると不正確となる．フランクフルト水平（フランクフルト平面）とは，左右の眼窩下縁の最下点と左右の外耳道上縁の最上点を結ぶ平面をいう．

2. 病態生理

在胎5〜9週の間にみられる発生異常によって，無耳症（anotia），小耳症，耳垂裂（cleft ears），多耳症（polyotia），副耳，耳前瘻孔などの耳介の形態異常が起こる．

耳介の形態異常に関係する多数の候補遺伝子が見つかっているが，その病態生理は十分には解明されていない．*HMX1*遺伝子，*TCOF1*（*Treacle protein*）遺伝子と*EYA1*遺伝子の異常は，外耳と内耳の構築を明らかに傷害する．*TCOF1*遺伝子変異は，Treacher Collins症候群と関係している．

変形（deformation）といって，外力により子宮内や出生後に変形をきたす場合もある．

3. 評価と鑑別，見逃してはならない疾患

a 耳介の形態異常

耳介の形態異常は，ほかの変質徴候を探すきっかけとなる．カップ耳や耳前瘻孔，耳介低位を認める場合，腎奇形を合併する頻度が高いとされる[5,6]．また，多発奇形（multiple congenital anomaly：MCA）症候群を診断する手がかりになる．糖尿病母体からの出生児にみられることがある．ほかに変質徴候がないかを入念に診察することが大切である．

耳前瘻孔はよくみられる変質徴候であり，アジア人では10％にみられ，両側性は25〜50％とされる．耳前瘻孔がある乳児の10％に難聴があるとされ，聴覚スクリーニングが大切である[7]．耳前瘻孔はGoldenhar症候群，鰓耳腎症候群（branchio-oto-renal：BOR）症候群を疑う所見である．

耳介形態異常を伴う先天性奇形症候群として，Beckwith-Wiedemann症候群は耳輪小窩（helix pit）や耳垂の線状溝（lobe crease），CHARGE症候群は耳介の形態異常（耳垂欠損，目立つ対耳輪上脚と対耳輪下脚低形成，カップ耳），DiGeorge症候群（22q11.2欠失症候群）は過剰に折れ込んだ耳輪（overfolded helix）と軽度耳介低位を認める．

b 耳介低位

耳介低位は，**Noonan 症候群**，**Turner 症候群**，**DiGeorge 症候群**，**Down 症候群**，**Prader-Willi 症候群**，**Treacher Collins 症候群**，**4p-トリソミー**，**5p- 症候群〔ネコ鳴き症候群（cri-du-chat syndrome)〕**，**7q-トリソミー**，**18-トリソミー**，**7-トリソミー**，**Carpenter 症候群**，**クローバー状頭蓋**，**Schinzel-Giedion 症候群**でみられる．

c 後方に傾いた耳介

Noonan 症候群，cardio-facio-cutaneous（CFC）症候群，Costello 症候群，Silver-Russell 症候群でみられる．

4. 病歴

糖尿病母体からの出生，妊娠中の服薬，家族歴で外耳異常，難聴の有無を聴取する．

5. 身体所見

他部位に外表の形態異常がないかを丁寧に診察する．心疾患の有無を確認する．

6. 検査所見

視診が主体であるが，聴覚スクリーニング検査，腎奇形の有無は腹部超音波検査を行う．

7. 治療と経過観察

耳介形態異常の非手術的矯正治療，手術の必要性を形成外科的矯正治療にコンサルトする．難聴，腎奇形などがあれば適切な対処をする．

8. 予後

外耳の形態異常のみでは生命予後はよいが，合併する臓器障害によって異なる．

9. 専門施設への紹介

形成外科への紹介，合併する臓器障害があれば該当する診療科に紹介する．

10. 入院の必要性

MCA 症候群では，精査のために入院が必要なことがある．

11. 診療に役立つツール

- 日本小児遺伝学会．国際基準に基づく小奇形アトラス　形態異常の記載法—写真と用語の解説．http://plaza.umin.ac.jp/p-genet/atlas/06-1.html（2019 年 1 月 7 日アクセス）（＊文献 1）のインターネット版である）

文献

1) Marden PM, et al. J Pediatr 1964；64：357-71.
*2) 水野誠司ほか．小児内科 2010；42：1316-38.（文献 3 の日本語訳である）
*3) Hunter A, et al. Am J Med Genet A 2009；149A：40-60.
4) 用語解説：耳介低位．新先天奇形症候群アトラス．梶井正ほか編，南江堂，1998，p.443.
5) Nuñez-Castruita A, at al. Int J Pediatr Otorhinolaryngol 2018；104：126-133.
6) Wang RY, et al. Pediatrics 2001；108：E32.
7) Roth DA, et al. Pediatrics. 2008；122：e884-90.

頭頸部・胸郭

9. 頸のぐりぐり
（頭部と頸部のリンパ節）

Key Points

- 定義・原因・生理：生理的範囲内リンパ節とは，皮膚表面で触知可能な直径1cm以内の場合をいう．直径1cm以上をリンパ節腫大という．頸部リンパ節腫大は上流リンパ流領域と関連して病態を考える．
- 養育者への説明：成長期には，各種の抗原曝露に対して免疫系が成熟する過程で，生理的範囲内リンパ節腫大が起こる．当然，感染症，悪性疾患の除外のもとで，自然経過をみることでよい．

はじめに

外来診療ではときどき，「頸のぐりぐり（頭部と頸部のリンパ節）」が気になり来院される方たちがいる．発熱や発疹を伴っていたり，明らかに大きく腫瘤を形成しているならば，鑑別疾患名がいくつか頭に浮かぶ．しかし，触知するリンパ節の生理的範囲内と異常との違いはどうだったろうか？ 改めて見直してみることにする．

1. 定義

生理的範囲内リンパ節とは，皮膚表面で触知可能な直径1cm以内のリンパ節をいう．直径1cm以上をリンパ節腫大という．生理的範囲内に触知可能なリンパ節を表1に示す．

2. 病態生理

リンパ節（lymph nod）には，リンパ球増生，濾過，抗原処理・認識の3つの機能がある．リンパ節はリンパ球の抗原依存性の増殖と反応の場を提供する二次的リンパ器（secondary lymphoid tissue）（末梢性）であり，リンパ管の走行中に介在する直径1〜3cmのソラマメ形をした体中に約600個存

表1　年齢別リンパ節の触知率（文献1）より引用）

年齢	触知できたリンパ節（%）				左記リンパ節を触知できなかった（%）
	後頭部（%）	耳後部（%）	下顎部（%）	頸部（%）	
0〜6か月	32	13	2	2	62
7〜12か月	26	13	3	26	52
13〜23か月	10	7	18	28	52
2歳	8	6	20	45	32
3歳	7	0	26	33	41
4歳	0	0	25	55	35
5歳	0	5	21	63	26

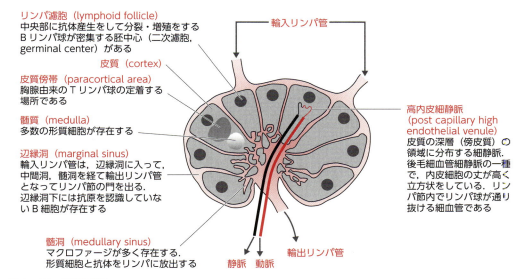

図1 リンパ節の構造

在するリンパ性器官であり，液性免疫，細胞性免疫，自然免疫を通じて，生体防御をする関所といえる（図1）．

リンパ節の陥凹部を門（hilum）と呼び，血管や数本の輸出リンパ管（efferent lymphatic vessels）の通路となり，対側の凸部から数十本の輸入リンパ管（afferent lymphatic vessels）が進入する．リンパ節の実質（リンパ髄）は辺縁部の皮質と中心部の髄質と皮質の内層（内皮質）の3つからなる．皮質の表層には中央部に抗体産生をして分裂・増殖をするBリンパ球が密集する胚中心（二次濾胞，germinal center）がある．皮質の内層は皮質傍帯（paracortical area）といわれ，胸腺由来のTリンパ球の定着する場所である．輸入リンパ管は被膜直下の辺縁洞に入って，中間洞，髄洞を経て輸出リンパ管となってリンパ節の門を出る．これらリンパ洞はリンパの流路であり濾過をする場所であり，洞内に存在するマクロファージによってリンパの異物，細菌，老朽リンパ球，抗原を認識できなかったB細胞などが貪食，除去される．

胚中心には抗原に反応したB細胞が多く存在しており，残りをT細胞と濾胞樹状細胞が占める．辺縁洞下には抗原を認識していないB細胞（antigen-naïve B cell）が存在する．髄質には多数の形質細胞が存在する．乳幼児では，微生物を含む抗原曝露が頻回であり，生理的にリンパ節の増大（腫大）がみられる．頸部リンパ節腫大は上流リンパ流域と関連して病態を考えるようにしたい．すなわち，末梢に急性炎症があると，リンパ節には好中球が増加してリンパ節炎となる．

頸部のリンパ節（図2）と頸部リンパ節群と病変（上流リンパ流域）との関係（表2）を示す．

3. 身体所見

リンパ節の性状を診察する．本当にリンパ節が腫大しているのか，あるいは別組織の腫大なのかを判断する．リンパ節の大きさ，数（孤立，数珠状），硬さ，部位（局在性か全身性か），圧痛の有無，下層軟部組織との癒着の有無，肝脾腫の有無を診察する．

悪性のリンパ節腫大の所見は，大きさが直

■ 頭頸部・胸郭

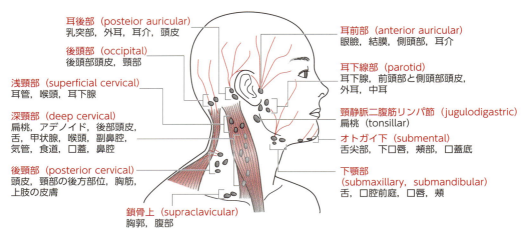

図2 頸部リンパ節と上流リンパ流領域

表2 頸部リンパ節群と病変（上流リンパ流領域）との関係 (文献2) より引用)

リンパ節群 (lymph node groups)	病変 (disease origin) 〔上流リンパ流領域 (area of drainage)〕
後頭部 (occipital)	後頭部頭皮，頸部
耳前部 (anterior auricular)	眼瞼，結膜，側頭部，耳介
耳下腺部 (parotid)	耳下腺，前頭部と側頭部頭皮，外耳，中耳
耳後部 (posterior auricular)	乳突部，外耳，耳介，頭皮
前頸部 (anterior cervical)	頭皮，頸部の後方部位，舌，咽頭，喉頭
後頸部 (posterior cervical)	頭皮，頸部の後方部位，胸筋，上肢の皮膚
オトガイ下 (submental)	舌尖部，下口唇，頰部，口蓋底
下顎部 (submaxillary, sub-mandibular)	舌，口腔前庭，口唇，頰
鎖骨上 (supraclavicular)	右：頸部下部，縦隔，食道，肺 左：頸部下部，縦隔，腹部上部，後腹膜
浅頸部 (superficial cervical)	耳管，喉頭，耳下腺
深頸部 (deep cervical)	扁桃，アデノイド，後部頭皮，舌，甲状腺，喉頭，副鼻腔，気管，食道，口蓋，鼻腔
腋窩 (axillary)	上肢，肩（表在，前部，側方部），胸壁，腹壁上部
上腕骨内顆 (epitrochlear)	（肘より遠位）肘，前腕，手
鼠径部 (inguinal)	下肢，外陰部，臀部，臍部から下方の腹壁
大腿部 (femoral)	下肢

径2cm以上，自発痛・圧痛のないことが多く，著しく硬く，周囲のリンパ節と相互に癒着をして不整で凸凹 (matted) しており，全身性リンパ節腫大を伴うこともあり，脾腫の存在などから判断する．

悪性リンパ腫では表面は平滑であるが，充実性で硬く（弾性硬），可動性があり圧痛はないことが多い．急速に増大するときは疼痛を訴えることがある．全身の皮膚に転移がないかも診察する．

4. 評価と鑑別，見逃してはならない疾患

2歳以降では頸部 (cervical)，鼠径部 (inguinal) は，生理的範囲内のリンパ節をよく触れる．鼠径部ではいくぶん，大きなリンパ節が触

れやすい．2歳未満では，直径 0.5 cm のリンパ節は，後頭部リンパ節（occipital nodes），耳後部リンパ節（postauricular nodes），腋窩リンパ節（axillary nodes）で触れるが，年長になると触知しにくくなる．

オトガイ下部リンパ節（submental region）と顎下部（顎下腺）リンパ節（submaxillary region）のリンパ節腫大は**咽頭炎**，**副鼻腔炎**で 1 cm 径以上に腫大する．後頭部リンパ節は**アトピー性皮膚炎**，後頸部リンパ節は**風疹**で腫大する．

鎖骨上部（supraclavicular area），上腕骨内顆部（epitrochlear area）の直径 0.5 cm 以上のリンパ節腫大は，明らかに異常所見である．5歳までで，直径 1 cm の頸部リンパ節は良性であるが，鎖骨上部のリンパ節腫大は，直径 1 cm でも生検の適応がある．胸部ないし腹部の悪性疾患の可能性が高い．左鎖骨上窩リンパ節は胸管を介しての腹部疾患と関連しており，悪性細胞がリンパ管を流れてきてここで増殖して転移性の腫脹となる（**Virchow 転移**）．上腕骨内顆部のリンパ節（epitrochlear lymph nodes）では，**Hodgkin 病**，**リンパ腫**，**リンパ節炎（ネコひっかき病など）**でリンパ節腫大がみられる．

炎症性リンパ節腫大では，熱感，発赤や波動がみられ，当該リンパ節の遠位部にも炎症病変を確認できることもある．

硬く（hard，firm），可動性がなく（not mobile），周囲に付着していれば（fixed），**リンパ腫**，**肉腫**，**神経芽細胞腫**などが疑われるため，リンパ節腫大が直径 2 cm で試験を考慮する．

Hodgkin 病や一部のリンパ腫は，圧痛がないこと（indolent）が多く，弾性硬で可動性である．隣接リンパ節に浸潤して凸凹とした表面（matted node）になる．

反応性リンパ節／症候群（reactive lymph nodes syndromes）とは，上流リンパ流領域の遠位感染病巣に反応をして，所属リンパ節が腫大することをいう．症候の組み合わさから名づけられた症候群を紹介する．

眼腺症候群（oculoglandular syndrome）とは，結膜炎により耳介前部リンパ節腫大を認める症候群である．アデノワイルスによる流行性角結膜炎（epidemic keratoconjunctivitis：EKC）で特徴的な所見である．

Parinaud oculoglandular syndrome は，眼瞼結膜の肉芽腫性病変を主徴とする結膜炎の総称で，耳前から耳下にかけて高度のリンパ節腫脹をきたす．ネコひっかき病，結核にみられる．

潰瘍性腺腫症候群（ulceroglandular syndrome）は，感染部の皮膚に，初期には丘疹，後に潰瘍ができて，関連領域のリンパ腺が腫大する病態であり，ブドウ球菌，溶血性連鎖球菌による膿痂疹，ネコひっかき病，野兎病，Lyme 病にみられる．

また，薬剤による反応性リンパ節は，フェニトイン，イソニアジド服用でもみられる．

5. 検査所見

a 血液検査

ここでの血液検査は，悪性のリンパ腫を疑ったときに除外診断に用いる補助検査であり，普遍的なものではない．血液検査では，乳酸脱水素酵素（lactate dehydrogenase：LDH），可溶性インターロイキン2受容体（soluble interleukin-2 receptor：sIL-2R）の測定がよく行われる．

血清 LDH は体内のすべての細胞に存在しており，血清 LDH 活性の増加は細胞の損傷を反映しており，リンパ腫の診断に有用である．

■ 頭頸部・胸郭

IL-2R は，α鎖，β鎖，γ鎖の3種類の糖蛋白からなるサイトカインレセプターで，可溶性が存在するのはα鎖のみである．sIL-2Rα鎖は，正常T細胞が活性化されていないときには発現しないが，抗原刺激やマイトーゲンなどにより活性化されると細胞表面に発現する．

sIL-2Rα鎖は，活性化T細胞，B細胞により産生されるため，血清値は体内の活性化リンパ球の指標の1つとなる．自己免疫性疾患，ウイルス性感染症でも増加する．

リンパ腫では，血清 sIL-2R が 2,000 IU/L 以上となる．

b 画像検査

- 頸部リンパ節超音波検査：非侵襲的で，診断に有用な検査である．1週間以上持続するリンパ節腫大には施行したい．
- 生検（biopsy）：生理的範囲内のリンパ節腫大に生検をすることはない．侵襲的な検査であり，基本的には悪性疾患を除外するための検査である．なお，下記の所見が1つでもあれば，生検を考慮する．
  ①頸部リンパ節腫大に圧痛なく，硬い（firm /hard）．
  ②頸部リンパ節腫大が直径2cm以上である．
  ③頸部リンパ節腫大が進行性に大きくなっている．
  ④全身状態がよくなく，体重減少，発熱がある．
  ⑤腋窩リンパ節にも腫大がある．
  ⑥鎖骨上窩リンパ節の腫大．
  ⑦全身性のリンパ節腫大．
  ⑧肝脾腫がある．

6. 専門施設への紹介

1つでも下記の所見があれば専門施設へ紹介する．
①頸部リンパ節腫大に圧痛なく硬い（firm /hard）．
②頸部リンパ節腫大が直径2cm以上である．
③頸部リンパ節腫大が進行性に大きくなっている．
④全身状態がよくなく，体重減少，発熱がある．
⑤腋窩リンパ節にも腫大がある．
⑥鎖骨上窩リンパ節の腫大．
⑦全身性のリンパ節腫大．
⑧肝脾腫がある．

文献
1) Herzog LW. Clin Pediatr 1983；22：485-7.
2) Friedmann AM. Pediatr Rev 2008；29：53-60.

頭頸部・胸郭

10. 胸が痛い（胸痛）

Key Points

- 定義・原因・生理：胸痛（chest pain）や胸部絞扼感（chest oppression）は，胸部に感じる痛みの総称であり，さまざまな病態・疾患により生じる．脊髄神経支配の皮膚分節（dermatomes）を診断に活用する．
- 治療・対処法：胸痛で危険な症状と徴候を見極めることから，治療・対処法を考える．
- 養育者，本人への説明：思春期になると，本人が胸痛とは心臓病のことだと考えていることが多いので，診断結果で心臓病でないなら，しっかりと心臓病でないと説明するとよい．

はじめに

　胸痛（chest pain）が主訴で，養育者に連れられて来院する患児は多い．多くは，養育者が狭心症，心筋梗塞などの虚血性心疾患を心配しての来院である．外来では，胸部単純 X 線撮影，心電図検査を施行して異常がないので様子をみるように説明して帰宅するのが，実際のところではないだろうか．胸痛は心疾患の症状でもあるが，原因疾患としての心疾患はマイノリティーである．本項では，外来でみる胸痛について説明を加えてみようと思う．

1. 定義

　胸痛や胸部絞扼感（chest oppression）は，胸部に感じる痛みの総称であり，さまざまな病態・疾患により生じる．

2. 病態生理

　胸郭内には数多くの臓器が存在するので，痛みの起源がどこからかを推定しなければならない．胸壁を構成する筋骨格系の痛みは，求心性神経（知覚）から脊髄後角に入り，反対側の脊髄側索の脊髄視床路を通って中枢神経へと上行する．このときの痛みは，鋭く，限局しており，打診で容易に再現できる痛みである．

　胸郭内臓器の痛みも脊髄神経支配の皮膚分節（dermatomes）に投影され，放散痛（referred pain）として，胸痛の評価に利用できる．放散痛とは，痛みの原因となっている内臓からの求心神経が入る脊髄と同じ高さの神経の支配を受けている皮膚に感じる痛みのことをいう．

　縦隔からの痛みは，皮膚分節 T1 ～ T4 の鎖骨背面から胸骨背面に放散する．剣状突起背面の皮膚分節 T5 ～ T8 への放散痛は胸壁下部から横隔膜，腹部臓器疾患による．肋間神経と横隔神経は横隔膜に神経分布しており，横隔膜周辺の病変は胸壁前下方ないし食道に痛みを感じる．横隔膜中央部の炎症病変では，横隔神経の神経分布により同側肩の皮膚に放散する痛みとなる．同じ横隔膜中央部にある心膜病変では，横隔神経，迷走神経，反回神経の神経分布により，鋭い胸骨下に限局した痛みを生じるが，胸膜に隣接していることで，横隔膜左葉を刺激して，同側肩と頸部の皮膚に放散痛を訴えるようになる．

　胸膜痛（pleural pain）は胸膜の伸展と炎

症による痛みであり，肺炎，膿胸，気胸のときにみられ，呼吸運動とともに増強する．咳嗽，深呼吸で増悪する限局した鋭い痛みであり，ときに同側肩に放散する．

食道疾患の痛みは，虚血性心疾患の疼痛と鑑別がつかない．すなわち，食道からの求心性神経（知覚）は，交感神経幹を通り抜けて，遠心性に心臓神経叢と食道神経叢とに合流しているためである．

肺では，大きな気道（気管，主気管支）と壁側胸膜とで疼痛を感じる．肺実質の疾患では，隣接臓器の炎症と牽引で胸痛を訴えるようになる．

3. 鑑別，見逃してはならない疾患と身体所見

まずは視診で，胸郭変形の有無，皮膚表面の異常〔帯状疱疹，せつ（furuncle），癰（carbuncle）など〕を確認することから始まる．

a 筋骨格系疾患による胸痛

筋骨格系疾患による胸痛はよく経験するが，一般的には認識されていないようである．

肋軟骨炎（costochondritis）は，浅在性で肋軟骨接合部に限局性の圧痛がみられる場合に疑う．打診で再現性のある圧痛を確認する．発症頻度は高く，自然軽快しやすい．思春期から成人で，第2～5肋骨を中心とした肋軟骨境界部の有痛性膨隆を認めた場合にはTietze症候群という．

わき腹にさしこむ痛み（stitch）もよく経験する．笑いすぎ，ランニング中に肋間やわき腹に急な鋭い痛みを感じることである．特異的な身体所見はない．

胸郭筋群の過用（overuse）による胸痛とは，過度な運動で胸筋群，肋間筋の収縮による胸痛である．息苦しさ，胸部絞扼感を伴う．

罹患筋に再現性のある圧痛をみる．

前胸部痛症候群（precordial catch syndrome）は，思春期にみられる一過性の原因不明の前胸部痛である．安静時あるいは緩徐な動作時に突然出現して，強く差し込む疼痛が心尖部付近の前胸部に限局して認められる．疼痛は深呼吸で増悪することがある．大胸筋の筋緊張が強く，マッサージをすると和らぐ．予後良好である．

胸椎の化膿性脊椎炎，**脊椎腫瘍**（まれ）では肋間神経圧迫で神経走行に沿って痛み（肋間神経痛）を訴える．

肋間神経痛（intercostal neuralgia）は，脊髄，脊椎周辺の異常で発症する痛みであり，原因が必ず存在する症候である．よって，原因を明らかにせずに安易に肋間神経痛と診断してはいけない．

b 肺疾患

気管支喘息，**運動誘発喘息**で胸痛を訴えることをよく経験する．呼気性喘鳴を確認する．気管支拡張薬吸入にて改善する．

肺炎で胸痛を訴えることはよく経験する．むしろ，患児に胸痛の有無を問いただすことで，明らかになることが多い．発熱，ラ音，咳嗽を確認する．

胸膜炎（まれ）は，摩擦音（friction rub），発熱，患側肺の呼吸音減弱から疑う．

気胸（まれ）は，突然発症，肩への放散痛，患側肺の呼吸音減弱，呼吸困難，声音震盪から疑う．

肺塞栓（まれ）は，長期臥床による深部静脈血栓，経口避妊薬服用，膠原病の既往を参考にする．激しい胸膜痛である．心電図では急性右室負荷所見を確認する．D-ダイマーが陰性ならば，肺塞栓は否定的である．

c 食道・胃疾患

食道炎では胸骨後面の痛み（retrosternal pain）を訴える．

胃食道逆流症では，食後にしばらくして胸痛が増強する．食後の胸やけ（heartburn, retrosternal burning pain）を訴える．

d 心疾患

肥大型閉塞性心筋症（まれ）は，家族歴（突然死，患者の有無），失神，収縮期駆出性雑音を確認する．バルサルバ手技で心雑音増強をみる．

大動脈弁狭窄（まれ）では，失神，収縮期駆出性雑音を確認する．なお，軽症の大動脈弁狭窄では胸痛はみられない．

心膜炎（まれ）は，発熱，前屈みで胸痛軽減，心膜摩擦音，脈圧狭小化（心タンポナーデ）を確認する．

心筋炎（まれ）では，食欲低下，心拡大，gallop（奔馬）調律，過剰心音（Ⅲ音）聴取を確認する．

僧帽弁逸脱症候群（mitral valve prolapse syndrome：MVP）は，心尖部に収縮中期クリックとそれに続く収縮後期雑音が聴取される．胸痛を訴えるとされるが，実際にはそれほど頻度は高くない．

e 非器質性疾患

心因性胸痛（よくある）は，身体所見に異常なく，睡眠障害，生活リズム，家庭内ないし学校での問題などから疑う．

過呼吸症候群（よくある）は，頭痛，しびれ，不安が関係しており，発作時には手足攣縮（carpo-pedal spasm）をみる．診断は比較的容易である．

4. 病歴

臨床検査よりも，丁寧な病状聴取が大切であり，ことばで十分に表現ができる年齢の小児からは，痛みの場所（location），痛みの性状〔quality（鋭い痛み，鈍痛など）〕，放散するのか（radiation），痛みの持続時間（duration），じっとしていても痛いのか，何か痛みを増大する要因があるのか，何か痛みがやわらぐ方法があるのかを聴取する．

運動時の胸痛は，心疾患ないし呼吸器疾患を疑う．睡眠中に胸痛で起き上がる場合には，呼吸器疾患，心疾患，筋骨格系疾患，胃食道疾患が考えられるが，心理的要因による胸痛は考えにくい．一方，痛みの場所が不明確であり，ほかにも不定愁訴や，家庭内，学校でのストレスがあれば心理的な訴えの可能性がある．

鈍くうずくような痛みで局在が不明確な場合は皮膚痛ではなく，筋，腱，関節，骨膜などからの痛み（深部痛）である可能性が高い．体幹を動かしたり，身を起こしたりすると痛みが生じる場合には，筋骨格系の痛みを疑う．胸部の外傷，打撲の既往を聴取する．なかには，外傷後慢性収縮性心膜炎での胸痛があるので，2，3か月以前の外傷でも聞き逃さないようにする．心膜の痛みは，前屈みになると痛みが軽減するのが特徴である．気管支喘息を有する患児が胸痛を訴える場合には，気胸と胃食道逆流症を疑う．

家族歴に，突然死，Marfan症候群，Turner症候群，肥大型閉塞性心筋症の患者がいるか，本人に川崎病の既往があるのかを聴取する．

5. 検査所見

胸痛を訴えた場合には，一般外来では胸部単純X線撮影と心電図はルーティンに行う

■ 頭頸部・胸郭

が，さらに詳しく検査をするには，「病歴」の項であげた検査項目を選択するのが合理的である．

6. 予後

小児の胸痛で入院をすることは滅多にない．おおむね予後良好なことが多く，自然によくなることが一般的である．

ただし，危険な疾患も鑑別しなければならない．「専門施設への紹介」「入院の必要性」の項を参照のこと．

7. 専門施設への紹介

胸痛で危険な症状と徴候がある場合には，専門施設に紹介となる．

- 症状：失神，発熱，食欲不振，川崎病，Marfan 症候群，Turner 症候群の既往歴，避妊薬服用，深部静脈血栓の疑い，家族に突然死，肥大型閉塞性心筋症の有無，異物誤飲．
- 症候：チアノーゼ，呼吸窮迫，閉塞性肥大型心筋症では，典型的には収縮期雑音が聴取され，バルサルバ手技により増強する，奇脈，胸膜摩擦音，gallop（奔馬）調律，異常心音III音，動悸，頻脈，運動時胸痛．

8. 入院の必要性

心筋炎，心膜炎，膿胸，気胸，胸部外傷，食道異物，冠動脈起始異常，虚血性心疾患，チアノーゼなど．

38

摂食・嚥下

11. 多尿，多飲

Key Points

- 定義・原因・生理：小児では，2 L/m²/24 時間以上の尿量を多尿という．多尿，多飲の症状は，尿崩症や糖尿病に限らず，乳幼児の過剰飲水，Wilms 腫瘍による腎血管性高血圧でみられる．
- 治療・対処法，専門施設への紹介：検査所見から尿崩症が疑われる場合には，より精査が必要であり，小児内分泌専門施設に紹介する．この間は，脱水症の予防策を講じる．
- 養育者への説明：多尿，多飲は基礎疾患の存在に気づく症状であり，しっかりと原因精査を行い，治療に結びつくよう診察する旨を説明する．

はじめに

養育者から，多尿（polyuria），多飲（polydipsia）が心配で来院したと言われれば，すぐに尿崩症や糖尿病が頭に浮かぶ．おのおのの原因疾患は理解できるが，いったい，養育者のいう多尿，多飲とは何だろうか？ 多尿，多飲は尿崩症（diabetes insipidus：DI）や糖尿病に限った症状ではない．詳しく症状を聞いてみたいところである．

1. 定義

口渇（thirst）とは，血漿浸透圧の上昇や循環血液量の減少により，視床下部の口渇中枢が刺激されて生じる警告症状である．血漿浸透圧の上昇や循環血液量の減少を是正し，体液恒常性の維持のために，水分を欲する生理的飲水行動が起こる．この飲水行動が過剰な場合を多飲という．ただし，どの程度の過剰な飲水行動を多飲と呼ぶかは明確ではない．おおむね多尿を伴う持続的な多飲を病的な多飲と考えてよいといえる．

多尿は，多飲，頻尿，夜尿などを伴い，多飲よりも定量的な定義がある．成人では 3 L/24 時間以上の尿量，小児では，2 L/m²/24 時間以上の尿量を多尿という．年齢別正常1日尿量は，新生児 150 mL/kg/24 時間，乳児 110 mL/kg/24 時間，学童 40 mL/kg/24 時間であり，これ以上を多尿とする．

2. 病態生理

血漿浸透圧（正常範囲：280～290 mOsm/kgH₂O）と体液の恒常性は，抗利尿ホルモン，口渇，腎での水再吸収で保たれている．抗利尿ホルモンは，視床下部の視索上核，室傍核において合成されて下垂体後葉に貯留する．血漿浸透圧が 1% 増加するだけでも，下垂体後葉から抗利尿ホルモンが分泌される．抗利尿ホルモンは V2 受容体と結合して，集合尿細管細胞の尿管腔側細胞膜上で水チャンネルであるアクアポリン-2（aquaporin-2：AQP2）蛋白を細胞膜に挿入して，水の再吸収作用を引き起こす．*AQP2* 遺伝子変異は，常染色体劣性（潜性）遺伝形式の先天性腎性尿崩症を発症させる．この病態生理の過程で，多飲，多尿の症状が発現する．また，アンギオテンシノゲンⅡには，抗利尿ホルモン分泌促進作用がある．

■ 摂食・嚥下

多飲は，口渇中枢が刺激される要因（水分摂取不足，腎以外からの水分・体液喪失，腎からの水分喪失，血管外への水分・体液の移行）と，まれな口渇中枢の単独障害（視床下部周辺の腫瘍や炎症）によって生じる．

多尿をきたす疾患は，中枢性尿崩症（central DI），腎性尿崩症（nephrogenic DI），過剰水分摂取〔一次性多飲症（primary polydipsia, compulsive water drinking）〕，浸透圧利尿の４つのカテゴリーからなる．なお，過剰水分摂取（一次性多飲症）には，心因性多飲症（psychogenic polydipsia）が含まれる．

乳幼児の心因性多飲は，水，希釈乳の過剰飲水が多飲（complusive drinking），多尿の原因となるが，DI とは異なり水中毒や低ナトリウム血症がみられる．

3. 評価と鑑別，見逃してはならない疾患

口渇と異なる口腔内乾燥感（dry mouth）は，口呼吸，抗コリン作用薬物の服用，**Sjögren 症候群**による唾液分泌低下による口腔粘膜乾燥によるもので，鑑別する必要がある．

視床下部障害で起こりやすく，**中枢性思春期早発症**を合併することがある．**視床下部症候群**として**間脳下垂体腫瘍**，特に**鞍上部腫瘍**，**リンパ球性漏斗神経下垂体炎**，**頭部外傷**などが原因となる．抗利尿ホルモン分泌障害と視床下部の口渇中枢が同時に障害された場合には，口渇・多飲が起こらず脱水症になりやすく，重症化する．DI に**副腎皮質不全**を伴う場合には，尿量はさほど多くならない masked DI という病態となる．**腎性尿崩症**，**心因性多飲症**，**乳幼児の水**，**希釈乳による過剰飲水**[1] も鑑別となる．**糖尿病**，**高カルシウム血症**（12 mg/dL）では口渇，多尿，多飲がみられる．

まれな病態でも多尿，多飲がみられる．**自己免疫性肝炎**で，高ガンマグロブリン血症があると腎性 DI となる．**Wilms 腫瘍**[2] では高血圧，腎血管性高血圧，アンギオテンシンII高値，低カリウム血症，低ナトリウム血症が初発症状であることがある（hyponatremic-hypertensive syndrome）．

4. 病歴

DI と一次性多飲症では，成長障害の有無を成長曲線から確認する．外傷歴，多尿，多飲の発症年齢（生後１週間以内の多尿は腎性 DI を疑う．飲水行動の様子，排尿の回数，夜間の飲水，睡眠の状況，夜尿の有無，食欲低下，乳幼児では高ナトリウム血症による易刺激性と高張性脱水症状の有無，発熱，家族歴（腎性 DI）について聴取する．乳幼児では水，希釈乳の過剰飲水の結果，かえって水中毒や低ナトリウム血症になるため，低体温，無熱性けいれん，飲水時発汗の有無，養育者の対応（ネグレクト）について確認する．

5. 身体所見

全身状態，意識状態，体温，呼吸数，血圧，脱水症状の所見，腹部所見（Wilms 腫瘍など）二次性徴の所見について身体診察をする．

6. 検査所見

尿検査での尿糖，ケトン体の出現は糖尿病を強く疑う所見である．ベースライン検査では血液検査と尿検査を行う．

血液検査では血球検査，血清電解質，血糖，尿素窒素，クレアチニン，カルシウム，リン，血漿浸透圧を調べ，肝機能検査をする．

11. 多尿, 多飲

表1 尿崩症と一次性多飲症の検査所見

	血清 Na 値 (mEq/L)	血漿浸透圧 (mOsm/kgH$_2$O)	尿浸透圧 (mOsm/kgH$_2$O)	血漿抗利尿ホルモン[*] (pg/mL)
正常	135〜145	280〜290	50〜1,200	0.3〜4.2
中枢性 DI	正常ないし増加	正常ないし増加	<200	低下
腎性 DI	正常ないし増加	正常ないし増加	<200	正常ないし増加
一次性多飲症	正常下限	正常ないし低下	<200	低下

[*]測定キットの感度に違いがあるので注意すること. 2012 年までは感度の高い AVP RIA「ミツビシ」(旧法) が使用されていたが使用できなくなったため, 現在は比較的低濃度の AVP 測定が可能である AVP キット「ヤマサ」を使用している.

尿検査では尿比重, 尿浸透圧, 尿糖, 尿ケトン体, 尿沈渣を調べる (表1).

中枢性病変を除外するために, 頭部 MRI を撮影する. その際には, 視床下部・下垂体病変の確認と下垂体後葉の抗利尿ホルモンの存在を確認するために, 矢状断での T1 強調画像をオーダーする.

7. 治療と経過観察

「検査所見」の項から, DI が疑われる場合には, 水制限試験などのより精査が必要であり, 小児内分泌専門施設に紹介をする. この間は, 脱水症の予防策を講じる.

8. 予後

疾患によって異なる.

文献
1) Accardo P, et al. Clin Pediatr 1989 ; 28 : 416-8.
2) Sheth KJ, et al. J Pediatr 1978 ; 92 : 921-4.

41

摂食・嚥下

12. 飲み込めないわけではないが，固形食が食べられない

Key Points

- 定義・原因・生理：固形食が食べられなくなり，著しい成長障害，栄養障害をきたす摂食障害である．咀嚼嚥下機能に異常なく，何らかの不安が誘引となる場合がある．
- 治療・対処法：栄養障害の改善と固形食を摂食する目的で認知行動療法を行う．
- 養育者への説明：成長障害，栄養障害を改善して，心身の発達を促進する．ARFID（回避・制限性食物摂取症 / 回避・制限性食物摂取障害）の1年後の改善率は60％程度である．

はじめに

1歳8か月の男児．まだ固形食が食べられず，ミルクばかり飲んでいる．1歳2か月ごろに小児科医に質問したところ，いずれ食べられるようになるから，様子をみるようにと言われた．数か所の小児科診療所を受診したが，同様の返事しか返ってこなかった．しかし，身長の伸びも体重の増えも芳しくないので，心配して来院した．

「飲み込めないわけではないが，固形食が食べられない（difficulty eating solid food）」を主訴に来院する幼児や学童がしばしばいる．好き嫌いや偏食（picky/fussy eating）でもないし，やせ願望もなさそうである．摂食障害だが，いったい何だろうかと説明に困ることがある．

症例提示したような幼児期または小児期早期の哺育・摂食障害を，2013年のDSM-5（Diagostic and Statistical Mannual of Mental Disorders, 5th ed）からは，Avoidant/Restrictive Food Intake Disorder（ARFID，回避・制限性食物摂取症 / 回避・制限性食物摂取障害）として診断できるようになった．

1. 定義[1]

ARFIDとは，食物を摂ること自体を避ける，あるいは食物の形状を限定して食べる摂食障害で，乳幼児に限らず思春期，青年期までに拡大してみられる．偏食ではなく，神経性やせ症や神経性過食症の診断基準にもあてはまらない食行動障害および摂食障害である．著しい栄養障害のために，経管栄養を行うことがある．

ARFIDは，男児：女児は3：7で女児に多いが，神経性やせ症と比較すれば男児の罹患も多いといえる．神経性やせ症とは異なり，体重の増減，体型には無関心である．

2. 病態生理

咀嚼嚥下機能障害が基礎にあって摂食障害を呈するのではない．もともと神経発達障害や不安障害などの素地があり，何らかのきっかけ（食事中の嘔吐やむせ込み，胃腸炎罹患後など）が引き金となり，嘔吐恐怖（phobia of vomiting, emetophobia），窒息恐怖（choking phobia），飲み込み恐怖（swallowing phobia）などの予期不安から，固形食のよう

に噛み砕いて飲み込むものより，液体や粥状の食物を好むようになる．治療介入をしないと，偏食と異なり著しい成長障害，栄養障害となる病態である．

3. 評価と鑑別，見逃してはならない疾患

成長曲線を用いて，成長障害の程度を確認する．一般的な血液検査，生化学検査，ビタミン B_1，ビタミン B_2，ビタミン C，25(OH)ビタミン D，亜鉛などの検査を行い，ビタミン欠乏，微量元素欠乏の有無を確認する．咀嚼嚥下機能障害の有無を精査して，器質的疾患を除外する．鑑別疾患としては，**知的障害，自閉症スペクトラム，脳性麻痺，食物アレルギー，食道胃逆流症，炎症性腸疾患，腎不全，肝不全，子ども虐待（ネグレクト）**などがある．

4. 病歴

成長・発達歴，食欲や摂食に影響を与えそうな胃腸症状の既往（嘔吐，下痢，腹痛，鼓腸など），不安障害群の既往，思春期において運動選手であったか，などを聴取する．

5. 治療と経過観察

多職種チームによる治療介入で，時間をかけて普通食が食べられるように，食物の形状を液体から固形へと時間をかけて段階的に上げていく．当初は経管栄養が必要な場合もある．同時に，摂食嚥下機能のリハビリテーションを行う．飲食中に嘔吐，むせ込み，腹痛が起こることが不安な場合には，認知行動療法

も必要となる[2]．

6. 予後

治療介入をしないと，成長障害，栄養障害による思春期遅発症や骨折（骨密度低下），鉄欠乏性貧血，ビタミン欠乏症などの症状をきたす．学童期以降，給食での食事が困難であり，集団での行動，社会生活に支障をきたすこともある．ARFID の1年後の改善率は60%程度であり[3]，治療方法のさらなる開発が望まれる．

7. 専門施設への紹介

ARFID を疑えば，専門施設への紹介が必要である．診断の確定，ARFID の治療，栄養障害による合併症の診断・治療を依頼する．

8. 入院の必要性

ARFID の診断までに平均33か月がかかっており，14%が入院治療をしている[4]．診断が長引くと，成長障害や栄養障害の悪化のために入院する可能性は高くなる．

文献
*1) Norris ML, et al. Neuropsychiatr Dis Treat 2016 Jan；12：213-8.
*2) Thomas JJ, et al. N Engl J Med 2017；376：2377-86.
 3) Strandjord SE, et al. J Adolesc Health 2015；57：673-8.
 4) SickKids®. More than just picky eating. https://www.sickkids.ca/AboutSickKids/Newsroom/Past-News/2015/More-than-just-picky-eating.html（2019年1月7日アクセス）

摂食・嚥下

13. 食事をすると，頬が赤くなって汗が出る

Key Points

- 定義・原因・生理：フライ症候群は，特に酸味のあるすっぱい食品を摂ると数秒後から耳前部の頬に発赤，発汗がみられ，数分後には消退する症状である．まれではあるが，食物アレルギーと誤診される可能性があり，知っておくべき疾患である．
- 治療・対処法：治療はなく，自然治癒を期待する．
- 養育者への説明：自然治癒が可能であり，食物アレルギーではない．

はじめに

辛い料理を食べると，「頬が赤くなって汗が出る」ことを経験する．これは味覚性発汗（gustatory sweating）といって，辛味の中に含まれるカプサイシンが顔面神経および舌咽神経を刺激して生じるとされている．よく経験する現象である．それでは，本項で取り上げる「食事をすると，頬が赤くなって汗が出る」とは何だろうか．乳幼児にみられた場合を論述してみようと思う．

1. 定義

定義とは仰仰しいので，いきなり診断名を記すと，乳児フライ症候群/耳介側頭症候群（infantile Frey syndrome/auriculotemporal nerve syndrome）である．鉗子分娩のような器械的経腟分娩の既往がある乳児が，辛い食品に限らず，特に酸味のあるすっぱい食品を摂ると数秒後から耳前部の頬に発赤，発汗がみられ，数分後には消退する症状である（図1）．

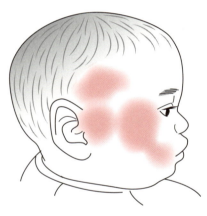

図1 乳児フライ症候群
片側の発赤が側頭部，耳珠前，耳介，頬骨部，下顎にかけてみられる．

2. 病態生理

乳児フライ症候群は，器械的経腟分娩時に耳介側頭神経の唾液分泌神経が損傷され，再生神経が汗腺と過誤連絡して発症すると推測されるが，完全には解明されていない．症状出現は分娩直後でなく，神経再生が起こる生後3か月以降になる．その他，耳下腺炎や耳下腺領域の外傷や手術後に発症することが知られている．

病変は，片側が多いが両側の症例もある．

発赤は必発症状であるが，発汗は認めないことがある．

3. 評価と鑑別，除外すべき疾患

フライ症候群は，PubMed での検索において，90 例ほどの小児例が確認される程度の稀少な疾患である．まず，症状から疑う疾患は**食物アレルギー**である．医師がフライ症候群を知らないと，患児はアレルギー検査，食物制限，抗ヒスタミン薬内服を強いられる可能性がある．

4. 病歴

分娩歴が重要である．症状出現時期を聴取する．蕁麻疹，アトピー性皮膚炎の有無を確認する．発赤，熱感，発汗が摂食開始数秒でみられ，数分後には消失することを聴取する．食事内容として，酸味，すっぱい，辛い食品で発赤が出やすいのか，あるいは卵製品，牛乳，大豆，ピーナッツで発赤が出やすいのかを聴取する．

5. 身体所見

図1を参照のこと．耳介側頭部に限局して発赤がみられ，瘙痒感，膨疹なく，粘膜には病変はない．

6. 予後

フライ症候群は，再発もあるが多くは自然軽快するので経過観察とする．根治治療はない．

7. 専門施設への紹介

食物アレルギーが否定的であり，フライ症候群が疑われる場合には小児耳鼻咽喉科専門医に紹介をする．

📝 Memo

食事をすると涙が出る（lacrimation occurs while eating）

神経損傷の後に神経再生に過誤連絡が起こると，ある筋群が収縮する際に支配されていない筋肉も収縮することがある．まばたきをすると口筋が収縮する，逆に，笑顔をするとまばたきをする現象がある．

この「食事をすると涙が出る」は，患側顔面神経麻痺後にみられるワニの涙症候群（crocodile tears syndrome）であり，唾液分泌刺激（鼓索神経）が涙液の分泌刺激（大錐体神経）となることで生じる．

文献

*1) Blanc S, et al. J Pediatr 2016；174：211-7.

消化器

14. 便の色

Key Points

- 定義・原因・生理：便の色調は，母乳，調整粉乳，ビリルビン代謝，便の腸管通過時間，腸内細菌叢，腸管内出血，着色料，薬物，基礎疾患などさまざまな要因により影響される．
- 養育者への説明：患児の診察の後に，便を持参してもらうか，あるいは，カメラで撮影してもらった写真をもとに説明する．便の色調は，隠れている疾患を見つけ出す大切な手がかりであることを強調する．

はじめに

　母親から，乳児の便の色〔stool（poop）color〕について説明を求められることがある．「緑色便は，ビリベルジンによるもので心配はありません」のような程度は答えられても，その後が続かないことはないだろうか．便にはさまざまな色があり，体調の変化，隠れた疾患を見つけ出す徴候として捉えることが大切である．

　ここでは，新生児から乳幼児にかけての便の色と関連する病態について解説する．色見本がないので，色の表現については一般的な名称を用いて述べることとする．橙色はオレンジ色，茶色は茶色に統一する．

1. 病態生理

　消化物は，十二指腸で胆汁が混ざり緑色となる．胆汁色素であるビリルビンはビリルビン代謝を通して，便の色調に大きく関与をしている．ヘモグロビン由来のヘムから鉄が除かれて緑色のビリベルジン（biliverdin）になり，その後，オレンジ色～黄色のビリルビンとなる．さらに，唾液，胃液，膵液に含有している消化酵素により，胆汁の色調は変化する．腸内細菌叢により，ビリルビンは無色の

ウロビリノーゲンと茶色のステルコビリンに還元される．ウロビリノーゲンは小腸壁から再吸収されて（腸肝循環），血中に入り腎から黄色のウロビリンに酸化され排出される．ステルコビリンは腸管にあって健常な最終便を茶色にする．腸管内ビリルビン代謝は食物が消化管を通過するスピードによって変化し，便の色調に影響をする．

　ビリベルジンは胆緑素とも呼ばれる緑色の胆汁色素である．動物と異なり，ヒトではビリベルジンはビリルビンに還元された後に，肝でグロクロン酸抱合を受けて胆汁中に排泄され，胆汁中には存在しない．しかし，小腸で，腸内細菌によってビリルビンが酸化されてビリベルジンに戻ることが可能であり，便の色調に関与している．ビリルビン自体も酸化されて，黄色→明るい緑色（2時間後）→青緑色（3時間後）→青色（6時間後）→紫色（9時間）→黒色になる．

　母乳栄養児では，茶色というよりも，むしろ，黄色（黄金色）の便となる．食品，サプリメント，薬品に含有されている色素や微量金属も胆汁を通じて便から排出される．例えば，ブルーベリーの色素は母乳中からも分泌され，その母乳を飲んだ乳児の便の色調変化がみられる．これらの代謝物は胆汁の色調を変化させて便の色を暗色にする．腸内細菌叢

46

バランスの変化も胆汁と胆汁酸を変化させて便の色調を暗色にする．

2. 評価と鑑別，見逃してはならない疾患

a 緑色便

乳児では緑色便（green poop）は最もよく経験する色調変化である．病的な所見ではない．新生児は黒緑色の胎便（メコニウム便）が生後3日くらいで消失して，茶色〜暗緑色となる．これは，ビリルビンが便中に多量に排泄されるからである．乳幼児は，緑色野菜を食べると便が緑色となる．鉄のサプリメント，鉄含有調整粉乳も緑色便となる．緑色の水様下痢便は，**サルモネラ腸炎**でみられる．

1）人工乳での緑色便

人工乳では緑色便がみられるが，異常ではない．黒色，黒緑色の便は調整粉乳に含まれる鉄分によるが，便秘でないかぎり病的ではない．便秘傾向であれば，別の調整粉乳に変更する．

2）明るい緑色（グリーンピース色）

胆汁液は茶緑色〜ライムグリーンであり，本来，腸管内で分解されると黄色からステルコビリンにより茶色に変化する．緑色の胆汁がそのままの色調で便に着色している場合には，腸管を一気に通過して，胆汁が十分に分解されていない状態と考えられる．乳児にかかわらず，抗菌薬を服用して2，3日ほど経過すると腸管蠕動が速くなり緑色便がみられる．

乳歯萌出時期には，唾液が多くなり，緑色軟便となることがある．多量の唾液が腸管蠕動を促進するためである．同じく感冒時に鼻汁を飲み込み，泡立った緑色便になることもある．

ウイルス性胃腸炎の場合にも，緑色便となることがあるが，同時に不快な便臭を伴う．

3）母乳栄養児の緑色便

母乳栄養児の泡立った緑色便は，前乳（foremilk）と後乳（hindmilk）のバランスの悪さによる（imbalance of foremilk and hindmilk）．あるいは，授乳中の母親の食事内容が緑色便に影響していることもある．前乳と後乳のインバランスとは，片方の乳房から授乳し，他方の乳房から一部前乳のみ授乳した場合などの量的な不均等により，緑色便となることである．

舌小帯短縮の場合，前乳の飲み方が不一分な場合には，同様の機序で緑色便となることがある．

4）便の表面に混ざり物のない粘液や脂肪がついた便

紙おむつを取り替える際に，便の表面にベトベトした混ざり物のないごく小さなぶつぶつがみられることがある．粘液は膿性鼻汁を飲み込むことや，小腸粘膜から分泌されたものである．小腸にアレルギー反応や感染があると多量の粘液が便中に排出されることがある．

多量の脂肪がみられる場合には，セリアック病を含む**吸収不全症候群**を疑う．油性便（oily stool）でオレンジ色の便は，**膵嚢胞線維症**を疑う所見である．

母乳，調整粉乳に含まれる脂肪分が白い顆粒のように混ざっているもので病的ではない．

b 黄色便

健康な母乳栄養児が突然に黄色の便をした場合，ビタミンB_2の含有の複合ビタミン薬を服薬した可能性が考えられる．ジアルジア症（giardiasis）では，嘔吐や腹痛とともに泥状の黄色便（yellow poop）をみる．セリアック病を含む**吸収不全症候群**でも脂肪便とともに黄色便をみる．

■ 消化器

乳児以降では，便の腸管内通過が速く，胆汁量と胆汁分解の不均等が黄色便となる要因である．食道胃逆流症，胆嚢胆道疾患，肝疾患，膵外分泌不全症でみられる便色である．腸管感染症では緑色便が多いが，なかには黄色便もある．間接ビリルビンが増加する **Gilbert 症候群** でも黄色便となる．

c オレンジ色の便

にんじん，パプリカを多量に摂るとオレンジ色の便（orange poop）になる．水酸化アルミニウムを含有する薬品でオレンジ色の便となる．リファンピシンではオレンジ色の尿と便になる．

オレンジ色の便は，胆汁が少なく，便が茶色になりにくい状態でみられるため，脂肪や蝋様のオレンジ色の便が持続するときには**吸収不全症候群**を疑う．魚のアブラソコムツ（escolar）やバラムツ（oilfish）を食べると，小腸を刺激してオレンジ色の蝋様の下痢便となる．

d 青色の便

青色の便（blue poop）は，着色料ないしブルーベリーによる．**Meckel 憩室からの出血**は，ブルーベリー色である．

e 母乳栄養児の茶色便

母乳栄養児の黄金色の便が，突然に茶色便（brown poop in a breastfed baby）に変化した場合は，誤って鉄分の多い調整粉乳やプルーンなどの食品を摂食した可能性がある．鉄は母乳栄養児の腸内細菌叢を成人型の腸内細菌叢に変化させ，ビリルビン分解に影響を与える．多量の鉄が存在すると黒色，黒緑色の便となる．抗菌薬も腸内細菌叢を変化させて茶色便となるが，この場合には，もとの腸内細菌叢には戻らず，茶色便のままになる．

何らかの理由で，出生時に一時的に人工乳を飲んでいた場合には，その後，母乳栄養としても茶色便のままである．

f 灰白色～白色便

カルシウム含有が多い乳汁は，便を白くする（灰白食～白色便，gray to white poop）．母乳や調整粉乳と異なり，牛乳と山羊乳にはカルシウムの含有が多く白色となる．過去には白痢と呼ばれたように，**ロタウイルス胃腸炎**では白色便となる．ロタウイルス胃腸炎では，短時間の胆道通過障害がみられ白色便となるが，すぐに通過障害がなくなるので顕性黄疸には至らない．総合健胃薬の水酸化アルミニウム配合散にはカルシウムが含有されており白色便となる．

米のとぎ汁便（rice water stool）は**コレラ**で特徴的である．

白色便と黄疸では，まずは胆道通過障害をきたす疾患や発見が遅れた生後2か月以降の胆道閉鎖症が考えられる．ただし，1か月健診時点便色カードを利用して便が淡黄色の場合は，**胆道閉鎖症**を疑い精査が必要とされている．また，**肝炎**やアセトアミノフェンなどによる**薬物性肝障害**の場合もある．

g 銀色～アルミニウム色の便

銀色～アルミニウム色の便（silver or aluminum）は，**胆道通過障害と腸管内出血**の2つの要因による．胆道通過障害による白色便と血液の分解による茶色から黒色便が混じって，銀色となる．**腸管出血を疑う緊急性のある red-flag** である．また，サルファ剤（sulfonamide）を下痢の治療に用いると銀色になることがある．

h 黒色便

黒色便（black poop）は，ブルーベリー，

48

プルーン，ブラックベリー，グレープフルーツを摂食したときにみられる．鉛中毒では黒色便がみられることがある．止痢剤で使用するビスマスは，黒色の硫化ビスマスになるため黒色便となる．**上部消化管出血**では出血による血液が胃酸により塩酸ヘマチンに変化した後に，結腸で長期停滞と細菌の作用が加わって黒色粘稠なタール便（tarry stool, melena）となる．**仮性メレナ**や鼻出血で血液を飲み込んだときも，黒色便となる．

i 血便

鮮血便は下部消化管からの出血による．急性下痢の際には，点状ないし線条の血液が混入した便をみる．**感染性腸炎**のカンピロバクター腸炎，サルモネラ腸炎，腸管病原性大腸菌（組織侵入性，ベロ毒素産生性），サルモネラ，カンピロバクターで血便（red in poop）となる．便秘で便が硬い場合には，鮮血が便の表面に付着する．

セフジニル（cefdinir）は，調整粉乳，経腸栄養剤など鉄添加製品との併用で，便が赤色調を呈することがある．*Clostridioides*（*Clostridium*）*difficile* による**偽膜性腸炎**で膿血便，*Klebsiella oxytoca* による**出血性大腸炎**で血便がみられる．

1）イチゴゼリー様の便

腸重積症を強く疑う所見である．

2）えび茶色の便

小腸から結腸上部での出血で，通過時間が長い場合にみられる．緊急性の高い便色である．

j ポートワイン色の便

ポートワイン色の便（port wine purple poop）は，ヘム（heme）を合成することができない状態の便色である．尿と便がポートワイン色となる．**先天性赤芽球性ポルフィリン症**（congenital erythropoietic porphyria：CEP）を疑う．ウロポルフィリン-1（uroporphyrin-1：UP-1），コプロポルフィリン-1（coproporphyrin-1：CP-1）が赤血球，尿，便に著増する．

文献

*1) Palmer LF. Baby Poop：What Your Pediatrician May Not Tell You. Sunny Lane Press, 2015.
2) 古川元宣．乳幼児糞便図譜，第3版．金原出版 1983.

消化器

15. 吃逆（しゃっくり）

 Key Points

- 定義・原因・生理：持続性ないし難治性吃逆を病的吃逆と判断する．原因は多岐にわたるが，10歳代女子では，抗アクアポリン4（AQP4）抗体陽性視神経炎の前ぶれ症状であることに留意する．
- 養育者への説明：心因性吃逆と早計せずに，丁寧に除外診断を行いフォローアップを行う．

はじめに

吃逆（しゃっくり）は，誰でも経験しそうな症状である．ここでは，しゃっくりに病的意義がどれほどあるのかを考えてみたい．

1. 定義

吃逆（hiccup）とは，突発的に横隔膜と肋間筋が不随意かつ間歇的に攣縮する現象であり，吸気後に瞬時に声門閉鎖が起こりヒック（hic）と音を発するのが特徴である．この攣縮は，1分間に数回の頻度で繰り返し起こるので，hiccups という．病的吃逆は，持続性，難治性の吃逆をいう[1]．

持続性吃逆（persistent hiccups）とは，吃逆が1か月に48時間以上続く場合をいう．

難治性吃逆（intractable hiccups）とは，吃逆が1か月以上続く場合をいう．

2. 病態生理

健常人でも，吃逆は食べ過ぎて胃が拡張したときや，精神的に興奮したときにみられる（良性吃逆）．

中枢性病変による吃逆は，脳幹呼吸中枢，視床下部，延髄網様体が刺激された場合にみられる難治性吃逆である．中枢性病変として，感染症（髄膜炎，脳炎），脳血管疾患（動静脈奇形），頭蓋内や脳幹部の器質性病変（脳腫瘍，水頭症，Chiari 奇形 I 型[2]，脱髄疾患，脊髄空洞症）などの重篤な疾患があげられる．末梢性病変による吃逆は，横隔神経，迷走神経が刺激された場合に起こる持続性ないし難治性吃逆である．末梢性病変として，反回神経刺激による吃逆（咽頭炎，喉頭炎，頸部腫瘍），横隔膜神経刺激による吃逆（甲状腺腫，頸部腫瘍，縦隔腫瘍），迷走神経耳介枝刺激による吃逆（鼓膜に接触した外耳道異物）がある．吃逆は，食道（胃食道逆流症，食道カンジダ症，アカラシア），胃（胃拡張症，胃潰瘍），空気嚥下症，肺（肺炎，気管支喘息），心臓（心筋梗塞），代謝異常（低ナトリウム血症），薬物（デキサメタゾンリン酸エステル）など多数の疾患でもみられる．

心因性吃逆（psychogenic vomiting），詐病としての吃逆は，上述の疾患を除外したうえで考慮する．

3. 評価と鑑別，見逃してはならない疾患

吃逆は，誰でも経験する症状であり精査するものではない．しかし，持続性ないし難治性吃逆では，低栄養，体重減少，倦怠感，脱水症，不眠，精神的ストレス，生活の質（quality of life：QOL）低下を引き起こすために，十

分な病歴聴取と身体診察が原因疾患を究明することが役立つ.

小児期にみられる持続性ないし難治性吃逆として見逃してはならない疾患に，**抗アクアポリン4（aquaporin-4：AQP4）抗体陽性視神経炎**がある．女子に多く，難治性の吃逆と嘔吐（intractable hiccup and nausea：IHN）が特徴的な全身症状の一つである．IHNは，視神経炎発症の6〜10月ほど前に約4週間程度持続する前ぶれ（前駆）症状（herald symptoms）であり[3]，心因性吃逆と鑑別が難しいことがある．AQP4の分布の多い延髄の中心管から背内側にある最後野（area postrema, 第4脳室底に嘔吐にかかわる化学受容器）が責任病変とされ，頭部単純MRIで所見を確認可能である．

4. 病歴

吃逆の持続期間，吃逆による全身症状，就学状況，摂食状態などへの影響を聴取する．抗AQP4抗体陽性視神経炎を疑った場合には，先行感染，内分泌疾患の既往を聴取する．吃逆が睡眠中にも存在するかどうかが，器質性疾患による吃逆と心因性吃逆とを鑑別するのに有用な情報となる．

5. 身体所見

外耳道，鼓膜の所見から，中耳炎，異物による吃逆を確認する．頭頸部の診察では，頸部腫瘤，頸部リンパ節腫脹，甲状腺腫の有無を確認する．眼科的診察，脳神経系の神経学的診察，胸腹部の診察を行う．

6. 検査所見

持続性ないし難治性吃逆では，一般臨床検査として血液学検査，生化学検査（電解質，BUN，クレアチン，肝機能，アミラーゼなど）を行う．また，疑われる臓器疾患に対する適切な生体機能検査，画像検査などを行う．10歳代女子の持続性ないし難治性吃逆では，抗AQP4抗体を測定する．

頭部単純MRI検査は，中枢性疾患による持続性ないし難治性吃逆の精査に必須である．

7. 治療と経過観察，予後

原因疾患によって，治療，予後は異なる．

8. 専門施設への紹介

持続性ないし難治性吃逆の場合には，諸検査施行可能な施設に紹介する．

9. 入院の必要性

低栄養，体重減少，倦怠感，脱水症，不眠などを訴えている場合には，入院を考慮する．

文献
*1) Steger M, et al. Aliment Pharmacol Ther 2015；42：1037-50.
 2) Vanamoorthy P, et al. Acta Neurochir 2008；150：1207-8.
*3) Takahashi T, et al. J Neurol Neurosurg Psychiatry 2008；79：1075-8.

成長

16. 体重が増えない（乳幼児期）

Key Points

- 定義・原因・生理：体重増加不良（failure to thrive：FTT）とは，著しく体重増加不良をきたした低栄養状態をいう．
- 分類：FTT は，器質的（organic）FTT（基礎疾患による）と非器質的（non-organic）FTT（経済状態，養育，社会，環境要因による）に分類される．
- 治療・対処法：non-organic FTT では，適正カロリー摂取を指導して体重増加（catch-up growth）を確認する．外来では保健師，管理栄養士と協働して治療にあたる．organic FTT（基礎疾患による）には，それぞれに適切な治療を行う．
- FTT を生物心理社会モデル（biopsychosocial model）としてアプローチをすることを認識することが大切である．
- 養育者への説明：長期に及ぶ低栄養状態は，成長発達に悪影響をきたす．将来，学習能力に悪影響を与える可能性もあり，適正カロリー摂取をして体重増加を行うことが大切である．

はじめに

本項でいう「体重が増えない」は，英語でいう failure to thrive を意図している．発育不全，体重増加不良などと和訳されるが，何かしっくりこない．

Memo

failure to thrive

原文の failure to thrive は「元気なく生長しなくなった植物」といった感じがする言葉で，ヒトに使用するにはよくないと筆者は以前から考えていた．アメリカ小児科学会の Bright Futures Nutrition（3rd ed）（2011 年）では，pediatric undernutrition と呼ぶように提唱しており，イギリスでは体重増加不良（weight faltering）と呼ばれるようになっている．

とはいえ，ここでは failure to thrive（FTT）を用語として使用する．FTT の診断には，身体的，心理的，情動，家族，社会環境の情報を集合し，患児が FTT に至ったプロセスを組み立てる努力が必要である．

1. 定義

FTT とは，器質的ないし非器質的原因で，著しく体重増加不良をきたす低栄養状態をいう．

2 歳以上の小児の FTT の定義は，以下のようになる．①体重が，年齢相当の平均体重の 80％以下，ないし，②1 回以上，年齢相当の 3rd パーセンタイル値線以下であったことがある．③3rd，10th，25th，50th，75th，90th，97th パーセンタイル値の線を 2 つ以上またがって低下した場合（例：50th から 3rd パーセンタイル値線へ低下する），これら 3 つのうち 1 つ以上があてはまった場合を FTT とする[1]．日本では，横断的成長曲線〔身長・体重パーセンタイル曲線（weight-for-age percentile）〕を利用して評価をする（本項末尾の「診療に役立つツール」の項を参

照のこと）．

2歳未満まではBMI指数（Kaup指数）を用いて，5thパーセンタイル値以下をFTTとする．2歳以降ではBMI指数（Kaup指数）は用いない．2000年の厚生労働省の乳幼児身体発育調査報告書（0～6歳）のデータをもとに作成したパーセンタイル曲線を用いる[1]（本項末尾の「診療に役立つツール」の項を参照のこと）．

FTTの診断に成長曲線作成は欠かせないが，これは診断の第一歩にすぎない．体重減少の評価は初診時ワンポイントの体重ではなく，経時的な体重の推移から判断すべきであるが，この人体計測学的な定義だけではFTTとは言い切れない．

例えば，家族性低身長症で体重が少ない場合では，成長曲線上に沿っていればFTTではない．急性疾患での急激な体重減少は消耗（wasting）であり，開発途上国，天災，飢饉など社会環境により不十分な栄養供給が長期化して，栄養欠如によって成長発達が停止した場合（nutritional stunt）は，同じような体重減少であってもFTTとはいえない．

上述の人体計測学的な定義を踏まえて，FTTとは個人のレベルで患児自身ないし患児を取り囲む養育環境に基づく栄養欠如による体重増加不良とする．FTTは徴候であり，症候群ではない．

2. 病態生理

乳幼児の成長には，適切な酸素，適切な栄養とカロリー，健常な内分泌環境と温かい愛情が不可欠である．FTTになる要因としてこの4つの因子に問題があることを認識する．FTTは，器質的（organic）FTT（基礎疾患による）と非器質的（non-organic）FTT（経済，養育，社会，環境要因による）に分類さ

れる．およそ90％以上が，non-organic FTTとされる．FTTの原因は，①カロリー摂取障害，②カロリー吸収障害，③カロリー消費増大に分けられる．

3. 評価と鑑別，見逃してはならない疾患

FTTは，18か月以内に発症することが多く，早いと生後8週から症状がみられるようになる．上述の3つのカテゴリーに分類する．①カロリー摂取障害（**母乳不足，母乳の吸啜，嚥下障害，薄い調整粉乳，胃食道逆流症，胃軸捻転症，養育者のうつ状態，口蓋裂，ネグレクト**など），②カロリー吸収障害（**食物アレルギー，吸収不良症候群，先天代謝異常症**など），③カロリー消費増大（**甲状腺機能亢進症，免疫不全症，慢性肺疾患，心不全，悪性腫瘍**など）．

4. 病歴

出生歴で，低出生体重児（＜2,500 g），在胎34週0日～36週6日までの早産児（いわゆるlate preterm児）を確認する．

食習慣，摂取カロリー量，養育者と患児との相互関係を詳細に聴取することが基本である．

母乳栄養児では，実際に母乳量を3日間測定して母乳不足を鑑別する．同時に，母乳の飲み方の上手下手を観察する．母乳の摂取量は，オムツを外して全裸にして，哺乳前後の体重を測定することが確実な方法である．調製粉乳では，適切な調乳がされているかを確認する．

幼児では，食物の選り好み・むら食い（fussy/picky eating），拒食の有無を観察する．食事日記をつけて，食事摂取量を確認する．乳幼児期を通じて，母親のうつ状態　知

■ 成長

的レベル，生活環境，要支援児童（厚生労働省のホームページを参照）なのかなどを調査することが大切である．心理行動面以外では，反復感染症，呼吸器疾患の罹患，食物がきっかけになった嘔吐や下痢の有無などを聴取する．

母子健康手帳に健診受診の有無，予防接種歴など確認して，育児不全の可能性を推定する．

5. 身体所見

身長，体重，頭囲を測定する．母子健康手帳などを参考に，過去の身体測定値を成長曲線にプロットする．乳児の1日当たりの体重増加量の目安は，1～3か月は30～25 g，3～6か月は25～20 g，6～9か月は20～10 g，9～12か月は10～7 gである．

全裸にして，外傷の有無を確認する．心雑音，心不全の徴候の有無，外表の形態異常，精神運動遅滞，脱水症状，肝脾腫の有無を確認する．当然だが，このような症候があればred flagであり，入院精査，治療介入を考慮する．

6. 検査所見

FTTを疑って精査をする場合には，すべてのorganic FTTの原因を精査する必要はない．前項のred flagの症候がなければ，一般的な検査にとどめて，栄養摂取状況，母子関係を評価する．なお，自閉症スペクトラムが疑われて偏食が著しい場合には，微量元素欠乏，ビタミン欠乏も精査する．

7. 治療と経過観察

non-organic FTTでは，適正カロリー摂取を指導して体重増加（catch-up growth）を確認する．外来では保健師，管理栄養士と協働して治療にあたる．red flagの患児は入院となるが，ネグレクトを疑う患児では，養育者から隔離することで体重増加が期待できる．早期発見には，保健師の家庭訪問が役立つ．

むら食いで食べるのに時間がかかるときや，食べるのを嫌がってむずがるときには食事間隔を延ばして空腹にしてから食事を開始するよう工夫をする．養育者（多くは母親）がイライラして体罰をすると悪循環に陥り，将来的には知的，情緒，行動面に悪影響となる．また，母子間の信頼関係が形成されずに，健やかな成長が期待できない可能性があり，養育者を孤立させないよう手立てを講じるようにする．強制的な胃管栄養は，味覚，食感，食欲を削ぐ行為であり，慎重に判断し選択を誤らないようにする．

- FTTを生物心理社会モデル（biopsychosocial model）としてアプローチをすることが大切である．

organic FTT（基礎疾患による）には，それぞれに適切な治療を行う．

8. 予後

長期に及ぶ低栄養状態は，成長発達に悪影響をきたす．インスリン抵抗性を有するようになって，メタボリックシンドロームになることが危惧されている[2]．

子宮内発育不全で出生して，生後にFTTになった場合には，認知，学習能力の低下を認める．出生体重が在胎週数に相応のAFD児（appropriate for dates infant：AFD）で，FTTの既往がある児でも，2歳時点では明らかでないが，8歳時点では認知，読む能力，計算能力の低下がみられている．これらの課題には議論もあるが，FTTを予防する大切さ

を物語っている．成人に至っても，就労に影響を及ぼす可能性がある．

9. 専門施設への紹介

- organic FTT（基礎疾患による）を疑う場合．
- 訪問指導をしても，家庭での育児が不十分な場合．
- 養育者のうつ状態が深刻で，精神科医の介入が必要な場合．
- ネグレクトを疑う場合．

10. 入院の必要性

「身体所見」の項で述べた，red flag の症候がある場合およびネグレクトを疑う場合．

11. 診療に役立つツール

a 横断的成長曲線（身長・体重パーセンタイル曲線）

- 日本小児内分泌学会．男子パーセンタイル身長体重成長曲線．http://jspe.umin.jp/medical/files/zu2_a.pdf
- 日本小児内分泌学会．女子パーセンタイル身長体重成長曲線．http://jspe.umin.jp/medical/files/zu2_b.pdf

b BMI：body mass index パーセンタイル曲線

- 日本小児内分泌学会．BMI：Body Mass Index パーセンタイル曲線 男子．http://jspe.umin.jp/medical/files_chart/BMI_boy_jpn.pdf
- 日本小児内分泌学会．BMI：Body Mass Index パーセンタイル曲線 女子．http://jspe.umin.jp/medical/files_chart/BMI_girl_jpn.pdf

文献

*1) Cole SZ, et al. Am Fam Physician 2011；83：829–34.
*2) Jaffe AC. Pediatr Rev 2011；32：100–7.

成長

17. 背が伸びない

Key Points

- 定義・原因・生理：低身長とは，身長の標準偏差（SD）スコアが－2SDより低いことであり，年間成長速度が，どの年齢でも年間4cm未満であることが診断の目安となる．
- 両親への説明：原疾患の原因，治療方法を説明する．最終身長に関しては，過大な期待を抱かせないように心がける．睡眠，食事，運動の基本的な生活習慣の大切さを説明する．背が伸びることを誇大広告した商品，治療器具などに対する啓発をする．

はじめに

両親が，自分の子どもの背が伸びないことを気にした時点で診療が始まるといっても過言ではない．年下の兄弟に背を抜かされたときや，クラスの中で一番背が低いことがきっかけになることがある．幼稚園や学校では，保育士，保健師，養護教諭が身長と体重の評価をして，小児科受診が促されるようになった．統計学的には平均±2標準偏差（standard deviation：SD）以内を正常範囲内の身長とする．ただし，ある時点での身長が正常範囲内にあっても，成長に問題ないとは断定できない．やはり，成長曲線を作成して成長速度の評価をしなければいけない．

ただし複雑なのは，12～14歳の男児は身長が上方に屈曲するように成長のスパートがみられるが，一方で二次性徴発来が遅れている男児では下方を沿ったままであり，成長評価が困難なことである．この問題点を払拭するのが，Tanner と Davis（1985年）による一般の成長曲線と別個に作成された思春期遅発傾向の北米男児と女児のための成長曲線である[1]．日本人ではないが，参考にしたい成長曲線である．

1. 定義

低身長とは，身長の SD スコアが－2SD より低いことであり，年間成長速度（height velocity/year）が，どの年齢でも年間4cm 未満であることが診断の目安となる．

年間成長速度＝1年間に身長が何cm 伸びたかの目安（cm/ 年）

低身長の2大疾患は，体質性低身長症と家族性低身長症である．体質性低身長症と家族性低身長症の双方の特徴を併せ持った低身長症もある．

2. 鑑別，見逃してはならない疾患

a 体質性低身長症

体質性低身長症（constitutional growth delay）は，健康であり，小さいながらも成長曲線の－2SD～－2.5SD の線上で身長が伸び続ける．骨年齢も2歳ないしそれ以上の遅延があり，思春期発来も遅く，最終身長は正常範囲の下半分にとどまる．

b 家族性低身長症

家族性低身長症（familial short stature）は，両親のどちらか一方ないし2人ともが低身長であり，日本人の父親または母親の場合には，その世代の－2SD 以下のときをいう．

具体的には，父親 157 cm 以下，母親 145 cm 以下である．−2.5SD の線上に沿って成長をしていくので理解しやすい低身長症である．思春期発来は年齢相当であり，最終身長の下限（最終身長−5.0 cm）にとどまる．

c SGA 性低身長症

SGA 性低身長症（SGA short stature）は，SGA 児（Memo 参照）のうち暦年齢 2 歳までに−2SD 以上に catch-up しなかった場合をいう．

Memo

SGA 児

SGA 児（small for gestational age infant）とは，出生時の体重および身長がともに在胎週数相当の 10 パーセンタイル未満であるもの，あるいは，出生時の体重または身長が在胎週数相当の−2SD 未満であるものをいう．

GH 治療の対象となる SGA 性低身長症の定義

暦年齢 3 歳以上で，現在の身長が同性，同年齢の〔標準値−2.5SD〕未満で，かつ治療開始前 1 年間の成長速度が同性，同年齢の標準成長率が 0SD 未満の場合．

キャッチアップをする SGA 児

3 歳までに成長速度が同年齢の平均を上回り，多くの場合，身長−2SD を越える（成長捕捉，catch-up growth）SGA 児をいう．

d 形態異常を伴う成長障害

Down 症候群，Noonan 症候群，Prader-Willi 症候群，Silver-Russell 症候群，Turner 症候群，骨系統疾患など．

e 慢性疾患，栄養障害による成長障害

身長に比してはるかに体重が少なく，具体的には BMI が 10 パーセンタイル未満の場合，何らかの慢性疾患か栄養障害を疑う．

1）慢性疾患

低身長の原因疾患が炎症性腸疾患（Crohn 病，潰瘍性大腸炎）の場合，診断までに時間がかかり難渋することがある．いままで順調な成長をしていた小児が急に身長と体重の増加が減退して，腹痛，すぐにお腹がいっぱいとなって食事をしない，血便が出るなどの所見があれば，炎症性腸疾患を疑ってみる．

腎尿細管性アシドーシス，慢性腎不全も低身長をきたす．特に，1 歳前後の低身長では，注意が必要である．

2）栄養障害

日本国内では，貧困で低栄養というよりは，子ども虐待（ネグレクト，愛情遮断性低身長症），うつ病，神経性食欲不振症や自閉症スペクトラムなどが考えられる．

f 薬剤による成長障害

注意欠如多動性障害（attention deficit hyperactivity disorder：AD/HD）に使用するアトモキセチン塩酸塩（ストラテラ®）を 9 〜 12 歳の間に使用すると成長遅延がみられることがある．おそらくは，食欲減退が関係している可能性はあるが，原因は不明である．

ステロイド薬（プレドニゾロン）治療で身長増加がみられないことは明らかであるが，ステロイド薬含有の認識がさほどなく長期間にわたり投与されている薬剤として，セレスタミン®がある．服薬歴について，確認をすることが大切である．

g 内分泌疾患による成長障害

低身長の約 5% は，内分泌疾患によるものである．内分泌疾患による低身長は体重よりも身長の増加が乏しく小太り型（pudgy）の体型となる．低身長症では成長ホルモン分泌不全性低身長症（growth hormone-deficient short stature：GHD）が頭に浮かぶが，GHD は頻度的にはさほど多い疾患ではない．出生時体重に異常はなく，1 〜 2 歳にかけて身長の伸びが減速して，低身長に気づくことが通常のパターンである．なかには，脳腫瘍が原

■ 成長

因で順調な成長がしだいに鈍化する場合があるので，画像診断をオーダーする必要がある．部分的GHDは，体質性低身長症と家族性低身長症との鑑別が困難なことが多い．

後天性甲状腺機能低下症では，重症の場合には全く身長が伸びないことがある．その他に疲れやすく，寒がり，甲状腺腫を認めるなどの症状がある．しかし，自己免疫性萎縮性甲状腺炎では甲状腺腫はないことがあり，疑うことが大切である．

h 正常低身長症あるいは特発性低身長症

体質性低身長症と家族性低身長症ではなく，諸検査からも低身長の原因が明らかでない低身長症をいう．成長ホルモン投与で身長増加がみられるが，日本国内では成長ホルモン治療の適応はない．

3. 検査所見

診断において成長曲線の作成が重要である．

一般外来の低身長症のスクリーニング検査では，多数の検査項目をオーダーする必要はない．

IGF-Iは成長ホルモン分泌不全性低身長症のスクリーニング検査の基本だが，体質性低身長症と家族性低身長症でも低値なこともあるので注意を要する．IGFBP-3はIGF-1ほど優れた検査ではなく，これら2つを同時検査することは保険診療では認められていない．

甲状腺機能検査として，free T3, free T4, TSHを測定する．初回検査時，抗甲状腺自己抗体の測定は必要ない．free T4が基準値範囲内でTSHが軽度増加の症例を経験するが，成長速度の減退にはならない．

炎症性腸疾患，慢性腎不全を鑑別するために血球検査で貧血を確認する．肝機能検査，腎機能検査，電解質を検査する．

手根骨単純X線撮影で，骨年齢を測定する．

7歳以上では体質性低身長症と家族性低身長症の予測身長を知るため撮影をする．

骨年齢の促進・遅延とは歴年齢と骨年齢との差が，表1にある範囲外の場合をいう．

4. 病歴

出生歴，既往歴の聴取，妊娠中の感染，両親の思春期発来時期，体外受精（*in vitro fertilization*），栄養状態，家庭環境，慢性疾患の有無を聴取する．生殖補助医療により，本来非常にまれである先天性インプリンティング異常症の発症頻度が増加していることが報告されており，Silver-Russell症候群が代表的である．このため，体外受精の有無も聴取しておく．

基本は成長曲線作成にある．成長曲線の作成の手順として，出生後の身長，体重を成長曲線にプロットする．期待身長を計算して求める．この際，両親の身長は，本人の自己申告ではなく，実際に計測することがよい．現在の児の身長と期待身長の関係を図1より判断する．予測身長の計算は複雑なために，簡易予測身長（rough estimate of projected height）といって，現在の身長に沿って成長曲線をなぞって，大雑把だが予測身長を推定する．期待身長と予測身長との差が5cm以上のときは，専門医に紹介する．骨年齢は表1を参考にして，おおむね暦年齢×3/4以下・以上で専門医に紹介する．

身長を予測するためのパラメーターは以下の通りである．

表1　歴年齢と骨年齢の差
下記の範囲外の場合，骨年齢の促進・遅延があるといえる．

暦年齢	骨年齢との差
2〜4歳	±12か月
4〜12歳	±18か月
12歳以降	±24か月

- 期待身長（目標身長）（mid-parental height, target height）
- 最終身長（final height）
- 予測身長（predicted adult height）
- 骨年齢（bone age：BA）
- 暦年齢（chronological age：CA）

期待身長とは，両親中間身長を基本にして求めた成人に達した時点の計算上の身長のことであり，2～9歳の間で評価をする．計算方法として，Tannerら[2]の両親中間身長からの期待身長（2～9歳時点での評価）と日本人の期待身長（緒方ら）[3]がある．有用ではあるが，期待身長は±8.5～9.0 cmと広い範囲なのでピンポイントの的確性は求められない．

最終身長は，実際に骨端線閉鎖をして成人に達した時点の身長である．

予測身長〔predicted (projected) adult height〕とは，非内分泌性低身長症（体質性低身長症）の成人身長予測方法のことであり，骨成熟の程度から計算上の身長のことである．二次性徴による骨成熟が加味されるため，思春期発来前の男女では成人身長予測は困難である．Tanner-Whitehouse II（TWII）法，Bayley-Pinneau（BP）法，Roche-Wainer-Thissen（RWT）法，Khamis-Roche（KR）法，Growth potential法（日本人）がある．なかなか有用に思われるが，予測身長を予測するのは困難とされる[4]．

骨年齢は，暦年齢との比較で判定をする．Greulich-Pyle法は，手部を用いたアトラス法で主観的であるが，忙しい外来では便利である．TWII法，RUS法，carpal法，20-bones法は，手部を用いた点数法であり，

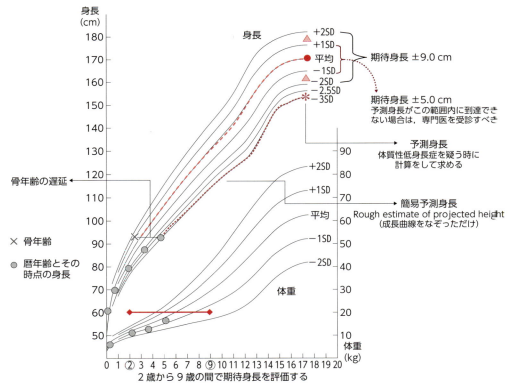

図1　体質性低身長症＋思春期遅発症による低身長を疑う成長曲線
（日本小児内分泌学会「身長体重曲線（男子）」を参考に作図）

ほぼ客観的である．CASMAS（computer aided skeletal maturity assessment system）法は，手部を用いてコンピューター判読する．客観的である．

いずれの方法でも，日本人小児では早期に二次性徴が開始するために，思春期年齢で骨年齢が見かけ上急激に促進する現象がある．

5. 身体所見

身体計測，身体所見（甲状腺腫，小陰茎，鞍鼻など），形態異常，疑われる症候群のチェックをする．

正確に身長計測がされていないことがあり，測定者に正しい計測法の周知を図る（図2）．

6. 治療と経過観察

身長が－2.0SD 以内ならば，定期的に身長計測をしてフォローアップを外来でしていればよい．この場合には，成長ホルモン治療適応疾患でないことが多い．身長が－2.5～－2.0SD 以内で，体重の増加がなく，やせが目立つ場合には，内分泌疾患よりは低栄養が原因の可能性がある．

成長ホルモン治療は3～6歳までに開始することが有効である．体質性低身長症で思春期遅発の場合，14歳以降に短期的なテストステロン投与が身長増加に有効なことがある．

7. 専門施設への紹介

経過観察でよいか，専門医への紹介か，を成長曲線から判断する．

a 経過観察でよい場合

身長が常に－2SD の線上にあり，かつ骨年齢＝暦年齢の場合．

b 専門医に紹介する場合

身長が－2SD 以下である．あるいは，どの年齢でも1年間の身長の伸びが4 cm 以下の場合．

8. 入院の必要性

検査入院はありうるが，疾患自体で入院することはまれである．

9. 診療に役立つツール

- 日本小児内分泌学会．日本人小児の体格の評価　男子，女子身長体重標準曲線．http://jspe.umin.jp/medical/taikaku.html

文献

*1) Tanner JM, et al. J Pediatr 1985 ; 107 : 317-29.
2) Tanner JM, et al. Arch Dis Child 1970 ; 45 : 755-62.
3) 緒方勤ほか．日小児会誌 1990 ; 94 : 1535-40.
*4) Topor LS, et al. Pediatrics 2010 ; 126 : 938-44.

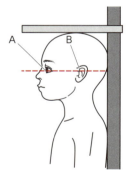

眼窩点（A）と耳珠点（B）とを結んだ直線が水平になるように頭を固定する

図2　身長測定（2歳以上）
（国立保健医療科学院「乳幼児身体発育評価マニュアル」平成24年3月より引用）

思春期

18. 体臭（口臭を除く），わきが（腋臭症）

Key Points

- 定義・原因・生理：体臭は思春期以降に顕著となる．臭いの発生部位を確認すること．体臭が基礎疾患を疑う徴候になる場合がある．
- 養育者への説明：清潔にすることが基本である．急に香料やデオドラント剤を使用するようになったときは，体臭を気にしているサインと気づくこと．

はじめに

体臭（unusual body odor）やわきが（腋臭症，axillary odor）は思春期に訴えが多くなる．健常児でも体臭はあるが，健常児では認められない体臭や呼気臭，口臭（「3．口が臭い」参照），尿臭，代謝異常症による体臭・尿臭，異物による臭い，足の臭いなどを本項では取り上げる．

1. 定義

汗は本来無臭であるが，清潔を保たないとアポクリン腺，エクリン腺，脂腺からの分泌物の混合物が汗臭い悪臭の原因となる（臭汗症，bromhidrosis）．特に思春期において，アポクリン腺の分泌機能が活発になる思春期以降に臭いが強くなる（アポクリン臭汗症）．皮表の常在細菌の作用によって分解されて生じた低級脂肪酸が臭いの原因であるといわれている．低級脂肪酸，アンモニア，性ホルモン（アンドロステロン），ヘキサン酸（カプロン酸），飽和ケトン，インドールの混合で特有な汗臭い悪臭となる．

エクリン腺由来の腋臭（エクリン臭汗症）は，汗により湿潤したケラチンが皮膚常在細菌の角質融解酵素により分解された産物が悪臭の原因となる．高温環境，多汗症，肥満，間擦疹，糖尿病が原因となることがある．

脱衣で臭いを確認したり，他覚的に体臭を認めないのに体臭があると思い込む自臭妄想がある．

2. 病態生理[1)]

a 健常児の体臭

健常児の体臭（normal body odor）は，汗，アポクリン腺，外陰部，気道，尿，呼気，放屁などや衣服から出ており，当該部位の細菌叢による分解作用が特有の臭いに関係している．体臭は，思春期以降に顕著となる．

b わきが（腋臭症）

アポクリン臭汗症であり，腋毛が腋臭を保持して拡散する役割を果たしている．特に腋臭がひどい場合には，腋窩臭汗症（osmidrosis axillae）ないし腋窩アポクリン臭汗症（axillary apocrine bromhidrosis）と呼び，アポクリン腺の過剰分布，腋窩細菌叢（好気性ジフテロイドなど）による汗成分の分解，アポクリン腺での性ホルモン代謝異常が関与すると考えられている．塩化アルミニウム液

61

■ 思春期

外用治療で細菌増殖抑制，制汗を行う．手術治療としてはアポクリン汗腺剪除法が選択される．腋毛処理も有効である．

c 外陰部臭

思春期以降，健常女子でも外陰部臭（vaginal odor）は存在するが，悪臭（トリメチルアミンによる魚の腐った臭い，rotten fish smell）は細菌性腟症を疑う．

d 代謝異常の臭い

先天代謝異常に属する疾患のなかには，特徴的な体臭（表1）を呈する場合がある[2]．また，低栄養，ケトーシス，肝疾患，腎疾患でも体臭異常を呈する．

e 異物による悪臭

外耳道，鼻孔，腟などに異物があると悪臭を放つ．長期間にわたり異物があると，局所臭ばかりでなく，悪臭の原因物質が吸収されて体全体が臭うようになる．特に鼻孔異物でみられる体臭である．

f 足のにおい

エクリン臭汗症であり，足白癬（運動選手などにみられる athlete's foot），剥脱性角質融解症（pitted keratolysis），好気性ジフテロイドによる汗成分の分解（低級脂肪酸の生成）は，足の蒸れにより悪臭を放つ．なお，剥脱性角質融解症は，点状足底角質融解症とも呼ばれる足底の角質が落屑，剥脱する疾患であり，夏季や発熱時の小児に多くみられる．患部に存在するグラム陽性菌，皮膚糸状菌がメルカプタン類のチオール，チオルエステルを分解して臭いを放つとされる．

3. 評価と鑑別，見逃してはならない疾患

本来，体臭は他覚的な徴候である．他覚的に体臭を認めないのに体臭があると思い込む**自己臭妄想**や**統合失調症**を鑑別する．**側頭葉てんかん**で，側頭葉内側部の鈎あるいは海馬回に発作の病巣が局在している場合は嗅覚症状（幻嗅）を訴えることがある．臭いの発生部位によって評価と鑑別が異なるので，「病態生理」の項を参考にしてほしい．

4. 病歴

問診では，患者の年齢，思春期ステージ（Tanner stage）を聞く．

具体的には，自分が臭いに気づいたのか（自覚的），両親，家族が気づいたのか（他覚的），いつ，初めて体臭に気がついたか，どんな臭

表1　代謝異常の臭い

疾患	体臭
メープルシロップ尿症	尿，汗がメープルシロップ臭
イソ吉草酸血症	体，尿が足の蒸れたような臭い（the odor of sweaty socks），汗臭い臭い
フェニルケトン尿症	ネズミのような体臭，かび臭い尿
高メチオニン血症	体がキャベツを煮た臭い（boild cabbage）
3-ヒドロキシ-3-メチルグルタリルCoA-リアーゼ欠損症	尿がネコの尿の臭い（cat urine）
トリメチラミン尿症	体，汗，尿が腐った魚の臭い（rotten fish smell）
チロシン血症	体，尿がキャベツを煮た臭い，腐ったマッシュルームの臭い（rotten mushrooms）
ケトアシドーシス	口臭がリンゴの臭い

いか，強い臭いか，体の外に拡がっていくのか，体のどの場所から発する臭いか，入浴後には軽減するのか，ほかの症状を伴っているのか，家族にも同じ症状のひとがいるか，家族に代謝性疾患の患者はいるか，などを聴取する．

 5. 専門施設への紹介

代謝性疾患，異物による体臭や悪臭は専門施設での精査が必要となる．

自臭妄想

自分の体からいやな臭気が放出されているという内容の妄想体験．自分自身が放屁や大便，性器の臭いがしていると信じ切ってしまう．あるいは，周囲の人が不快な臭いを感じ自分を避けていると思い込む．他者からは臭わないと言われても，頑固なまでに訂正をしない．この妄想が思春期にみられると，思春期妄想症が疑われる．10歳代後半の男子に発症することが多く，経過中に統合失調症が発症することがある．「気のせい」にしてはいけない訴えである（「3. 口が臭い」参照）．

体内から取り出した体液は臭う．唯一無臭なのは汗だけである

尿や大便など排泄物が臭うのは当然であるが，体内から採取した血液，胆汁，胸水，腹水なども放置しておくと悪臭（smell）を放つ．蛋白質含量が多いと腐敗菌により分解されて臭気が発生する．エクリン腺から出る汗の成分は99％が水分であり，丁寧に単離をして放置していても無臭の体液である．汗が臭うのは，汗と混ざり合った皮脂や垢が皮膚常在菌によって分解されて臭気を発するからである．

腋臭症と湿型耳垢（飴耳）

16番染色体上の*ABCC11*遺伝子は，腋臭症と湿型耳垢との関連に関与している．*ABCC11*遺伝子に一塩基多型があると乾型耳垢となる．野生型ABCC11蛋白質があると，腋臭症と湿型耳垢がみられる．*ABCC11*遺伝子の発現頻度により，臭いの強さと人種差（白人と日本人）が説明できる．

文献

*1) Senol M, et al. Cutis 1999；63：107-11.
2) Catlin EA, et al. N Engl J Med 2012；366：2409-19.（診断過程で尿臭を鑑別診断にあげて，議論している場面がおもしろい）

思春期

19. 多毛

Key Points

- 定義・原因・生理：多毛症は，男性型多毛症，無性毛性多毛症，早発恥毛，副腎由来思春期発来徴候，アンドロゲン症からなる．毛は3種類あって，毳毛（ぜいもう），軟毛，終毛の違いで病態が異なる．
- 養育者への説明：多毛症には，重大な疾患が潜んでいることが多く，早期に診断治療を行う必要がある．

はじめに

多毛（excessive hair）とは，広辞苑第六版によると，身体に毛の多いこと，毛ぶかいことをいう．臨床上でも，よく「多毛」という用語を使う．しかし，思春期前の小児（男女とも），思春期女子で多毛に気づいた場合，何か原因疾患が隠れていることに目を向けるようにすることが大切である．

1. 定義

男性型多毛症（hirsutism）とは，成人女性，思春期女子，思春期前小児（男女とも）において，アンドロゲン作用によるカールした濃い硬毛の男性毛（male pattern hair）が，男性毛の発毛部位（髭，胸毛，陰毛上部に広がり菱形，四肢）に過剰にみられることをいう．変声，外陰部の増大など男性化徴候（virilization, masculinization）を伴うことがある．

無性毛型多毛症（hypertrichosis）とは，アンドロゲン作用に関係なく，全身ないし通常発毛のない局所に終毛が過剰に発毛することをいう．

早発恥毛（premature pubarche），副腎由来思春期発来徴候アドレナーキ（adrenarche）（precocious sexual hair development）は，内分泌学的に副腎アンドロゲンの増加を伴った陰毛発来をいう．恥毛発来（pubarche）は，身体診察上でadrenarche による陰毛を確認した場合をいう．

アンドロゲン症（hyperandrogenism）とは，アンドロゲンの増加により男性型多毛症，男性化，にきび，男性型脱毛症を伴った状態をいう．

2. 病態生理 [1]

ヒトは口唇，手掌，足底以外は，体毛に覆われている．ヒトの体毛は時間，場所を変えて，ライフサイクルに従い3種類の体毛がみられる．すなわち，毳毛（うぶげ，lanugo），軟毛（vellus），終毛（硬毛，terminal hair）である．毳毛は胎児の体を覆い，出生後は軟毛へと交代していく．軟毛は細く短く色のうすい毛で，体を覆う．小児期はすべて軟毛である．終毛は，太く長く色の濃い毛で，すでに出生時から頭髪，眉毛，睫毛として存在している．思春期から，男女に関係なく陰部，腋窩部では軟毛が終毛に変化をする．

アンドロゲンは軟毛を終毛に変化させるが，一方では男性型脱毛へと作用する．思春

64

期女子では，アンドロゲンが脂肪組織と皮膚でテストステロンに変換されるのはわずかであり，主に副腎と卵巣で分泌されるテストステロンが終毛形成に直接作用する．毛包内で，テストステロンは5α-レダクターゼによって還元されて，アンドロゲンより強力なデヒドロテストステロン（dihydrotestosterone：DHT）となる．

3. 評価と鑑別，見逃してはならない疾患

a 無性毛型多毛症

第一に性毛（sexual hair）と無性毛との鑑別が大切である．性毛とはアンドロゲン作用が及ぶ部位にみられる終毛のことで，無性毛型多毛症とは同年齢，同性，同人種の人と比べてアンドロゲンに依存しない終毛が過剰に発毛している状態をいう．さらに，毛の種類（毳毛，軟毛，終毛），発症年齢（先天性ないし後天性），分布（全身性ないし限局性），局所性（前頭部，頸部，背部）が診断に必要な情報である．小児では，無性毛型多毛症の頻度は少ないが，鑑別疾患は多い．

1）先天性，遺伝性の無性毛型多毛症

全身性先天性多毛症〔universal congenital hypertrichosis（Ambras syndrome）〕は，全身が軟毛に覆われ，常染色体優性（顕性）遺伝と伴性遺伝の2つの遺伝形式がある．

先天性毳毛性多毛症（congenital hypertrichosis lanuginosa）は，出生時から毳毛が過剰にあり，1歳までに全身が毳毛に覆われる常染色体優性遺伝の多毛症である．

前思春期無性毛型多毛（prepubertal hypertrichosis）は，終毛が出生時から進行性に前頭部，肘周囲，前背部，大腿内側に好発する過剰発毛である．

限局性の無性毛型多毛症として，腰仙椎部多毛症（lumbosacral hypertrichosis）は潜在性二分脊椎を疑う疾患である．その他，ムコ多糖症，Cornelia de Lange 症候群，18-トリソミー，胎児性ヒダントイン症，胎児アルコール症候群がある．

2）後天性無性毛型多毛症

全身性疾患：神経性無食欲症，甲状腺機能低下症，低栄養がある．

薬剤性（グルココルチコイド，ジアゾキシド，フェニトイン，シクロスポリン，ストレプトマイシン，ミノキシジルなど）がある．

b 男性毛型多毛症

アンドロゲンによる多毛症である．アンドロゲン産生部位から，副腎由来，性腺由来，アンドロゲン産生腫瘍，アンドロゲン含有薬剤に分類される．アンドロゲンは副腎由来であり，デヒドロエピアンドロステロン（dehydroepiandrosterone：DHEA），デヒドロエピアンドロステロン硫酸（DHEA-sulfate：DHEAS），アンドロステンジオンとテストステロンからなる．

1）副腎由来男性毛型多毛症

副腎由来思春期発来徴候であるアドレナーキ（adrenarche）は，ゴナドトロピン依存性の思春期発来とは独立した思春期発来徴候である．premature adrenarche は，健常児のadrenarche より早い年齢（女児8歳，男児9歳以前）にアンドロゲン産生がみられる状態であり，男児より女児に多くみられる．

また，premature adrenarche は SGA 児（small for gestational age 児）にみられやすいことが知られている．SGA 児とは，出生時の体重および身長が在胎期間別出生時体格標準値の10パーセンタイル未満である児であり，その後，多囊胞性卵巣症候群（polycystic ovary syndrome：PCOS）になることが明らかになっている．早発（陰毛）恥毛は女児では陰唇周囲，男児では陰茎基部にみられ，体

65

■ 思春期

臭，痤瘡を伴うことがあるが，明らかな男性化は欠如している．

副腎過形成（特に非古典型 21- 水酸化酵素欠損症）や，**副腎腫瘍**の初期症状としてみられることがあり，この場合には男性化を伴っているので注意が必要である．

2）性腺由来男性型多毛症

思春期早発症（precocious puberty）

a) **ゴナドトロピン依存性思春期早発症**は，**中枢性思春期早発症**のことであり，**視床下部近傍**，**下垂体の腫瘍**，**炎症**，**奇形**，**化学療法後**などが原因となる．**視床下部過誤腫**は先天性の思春期早発症と**笑い発作**を呈する．原因疾患のない**特発性中枢性思春期早発症**は頻度も高く，女児に多い．

b) **ゴナドトロピン非依存性思春期早発症**の原因には，**性腺腫瘍**，**McCune-Albright 症候群**，男子の**家族性精巣中毒症**（familial testotoxicosis）がある．

3）高アンドロゲン症

多嚢胞性卵巣症候群[2]

思春期の多毛の原因として，非古典型 21-水酸化酵素欠損症や，副腎腫瘍以外に PCOS がある．PCOS は初経から続く月経異常，LH 高値，FSH 正常，アンドロゲン上昇などを呈する．変声や陰核肥大などの男性化，肥満を伴いインスリン抵抗性，卵巣アンドロゲン血症があり，メタボリックシンドロームを合併する．思春期女子では多嚢胞化卵巣はみられないことが多い．SGA 児，premature adrenarche の既往を確認する．思春期女子の PCOS 診断基準を示す（表 1）[3]．

4）特発性男性型多毛症

排卵性月経，正常アンドロゲン値であって，上記の疾患群が除外された場合，特発性男性型多毛症（idiopathic hirsutism）と呼ぶ．皮膚毛包でのアンドロゲンからテストステロン，DHT への転換が亢進している可能性が

表 1 思春期女子の PCOS 診断基準
しっかりとした除外診断を行った後，ほかの理由では説明のできない不正性器出血と高アンドロゲン症がある場合に，思春期女子の PCOS とする．

> 1. 不正性器出血
>   a. 年齢不相応な場合
>   b. 1～2 年にわたって，症状が続く場合
> 2. 高アンドロゲン症（アンドロゲン過剰による男性化）
>   a. 成人女性の標準的テストステロン濃度以上に，テストステロン濃度が持続高値な場合
>   b. 中等度～重度の男性型多毛がアンドロゲン過剰による場合
>   c. 中等度～重度の炎症性座瘡が高アンドロゲン血症による場合

＊高アンドロゲン症では，肥満，インスリン抵抗性，脂質異常症は通常みられるものとして診断基準には入れていない．
（文献 3）より引用）

Memo

参考：思春期女子の PCOS 診断基準

成人女性を主体に作成された，3 つの異なった PCOS 診断基準がある．それぞれ，①臨床症状を中心にした診断基準，②内分泌学的検査を中心にした診断基準，③超音波検査を中心にした診断基準である．いずれもが成人に対する診断基準であり，思春期女子を対象とした PCOS 診断基準はなかった．すなわち，健康な思春期女子でも無排卵性月経がみられるため，思春期 PCOS 女子の症状とオーバーラップしており，成人女子に比して，診断がより困難である．そこで，思春期女子の診断基準が最近作成された（表 1）[3]．注目してもらいたいのは，卵巣が多嚢胞性卵巣であることは必須でないことである．

ある．ただし，急速に多毛が進行する場合には，PCOS や副腎腫瘍などを再精査する．

4. 病歴

多毛を主訴とする患者には，ポイントを絞った問診を行う．思春期前の小児では，多毛と体臭が主訴となる．思春期の小児では性

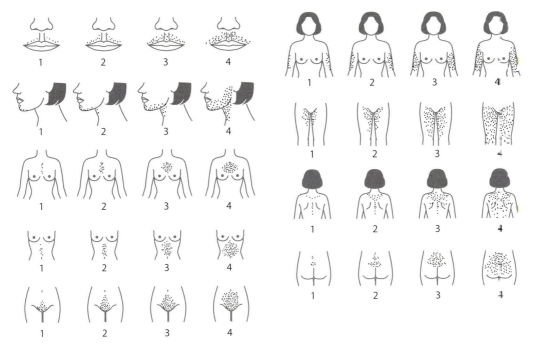

図1 改変 Ferriman-Gallwey スコア（modified Ferriman-Gallway scoring system）（文献4）より引用）
多毛症の程度分類に役立つスコアである．終毛を9か所の身体部位において，発毛程度を0（発毛なし）～4（著しく過剰発毛）まで0～36点のスコア化をする．8点以上は男性毛型多毛症あり，8～15点は中等度，15点以上は重症男性毛型多毛症とする．

別によって異なり，女子では生理不順，アンドロゲン症による皮膚症状（重症痤瘡，多毛症，男性型脱毛）が主訴となるが，男子では男性化促進，男性化脱毛，重症痤瘡がない限り，放置される可能性がある．問診内容を以下に示す．

- 基本情報：人種，体重増加，身長の急伸．
- 多毛に関する情報：多毛発症年齢，多毛の部位，男性型発毛分布（陰毛の形態は，女子は逆三角形，男子は菱形），思春期早発症状．
- 出生歴，発達歴，アンドロゲン含有物曝露の有無，月経周期，服薬歴．
- 家族歴：PCOS，多毛症の有無．

5. 身体所見

- 一般所見：血圧，身体計測．
- 皮膚：痤瘡，脂漏性湿疹の有無，Café au lait 斑，皮膚線条の有無．
- 多毛の所見（図1）：
  ・多毛の種別（毳毛，軟毛，終毛）．
  ・多毛の分布部位（アンドロゲン依存部位あるいは全身）．
  ・甲状腺腫，タンナー分類の評価（Tanner stage）．
  ・乳輪部周辺の終毛（areolar hair）の確認．
  ・外性器の診察を行う．

6. 検査所見

まずは，成長曲線，骨年齢を確認するが，詳細な内分泌検査は省略する．専門施設に紹介することを考慮する．

■ 思春期

7. 治療と経過観察

　各疾患によって異なる．ここでは，男性型多毛の治療についてのみ解説する．特化した治療はなく，美容的な対処によるのが実際である．毛抜きで抜く，脱色・漂白，脱毛が安価で安全である．男性型多毛の毛の寿命は9〜12か月と長く，服薬によっても効果の発現に時間がかかることを説明する．Eflornithine（Vaniqa®）バニカクリームは顔の毛に対して使用される外用薬である（国内未発売）．これは，毛根の分化に作用するポリアミンの合成に律速酵素として作用するオルニチン脱炭酸酵素阻害薬（ornithine decarboxylase）である．効果は4〜8週でみられ，服薬を止めるともとに戻る．70％の有効率であり，顔の多毛に悩む女性の精神的苦痛の改善に役立つ．

8. 専門施設への紹介

- 女児8歳，男児9歳以前でのadrenarche．
- 年齢を問わず女性の男性化．
- 女児8歳，男児9歳以前の思春期早発症状．
- 女子で多毛，生理不順でPCOSを疑う場合，かつメタボリックシンドロームを合併して

いる場合．

9. 入院の必要性

以下の場合，入院が必要になることがある．

- 視力障害，頭痛，嘔吐など，中枢性病変が疑われる場合．
- 高血圧など，副腎過形成が疑われる場合．
- 卵巣腫瘍など，触診，画像検査で腹部腫瘤が疑われる場合．
- 高血糖など，メタボリックシンドロームが疑われる場合．

10. 診療に役立つツール

　日本小児内分泌学会．病気の解説　思春期早発症．http://jspe.umin.jp/public/sishunnki.html（2019年1月7日アクセス）

文献
1) Rosenfield RL. N Engl J Med 2005；353：2578-88.
2) 稲毛康司．小児内科 2017；49：264-8.
3) Witchel SF, et al. Horm Res Pediatr 2015；83：376-89.
*4) Yildiz BO, et al. Hum Reprod Update 2010；16：51-64.

思春期

20. 女性化乳房，乳房を痛がる

Key Points

- 定義・原因・生理：血中テストステロン濃度に対するエストラジオール濃度の比率の増加などによって，乳房が腫大する思春期の生理的現象である．
- 治療・対処法：安心するように説得する．
- 患者と養育者への説明：思春期男子にみられる体の変化で，悪性疾患ではなく女性化する病気ではないので，安心すること．

はじめに

　思春期男子にみられる女性化乳房は，生理的な現象であるが十分に認識されていない．なかには，不安で母親と一緒に外来受診することもある．思春期男子の 40 ～ 50％にみられ，おおむね 6 か月～ 2 年以内で消失する．治療は必要なく，自然に消失することを説明して納得してもらう．思春期女子の体の変化は，家庭や社会で教わる機会があるが，思春期男子の体の変化を教わる機会が少ないのも一因だと思う．

1. 定義

　思春期女性化乳房（pubertal gynecomastia）は，タンナー分類 3 度（Tanner stage 3）にあたる 14 ～ 15 歳ごろの男子にみられる両側性ないし片側性の痛みを伴う良性の乳房腫大である．

2. 病態生理

a 乳房の構造と正常発育

　乳房（breast）は，通常胸部にある 1 対の隆起である．腺組織，結合組織性の索，皮下脂肪からなる．ヒトの乳房構造の発育は，す

でに胎生期から始まっている．もっとも，乳腺組織の成熟開始は思春期に顕著であり，妊娠，授乳をもって乳房の機能は完成する．

　出生時には乳房の基礎が形成されており，乳頭 – 乳輪部（nipple–areola complex）の下には，発達初期の腺管構造がみられる．男女とも思春期前期の数年間において，乳腺組織は緩徐ではあるが確実に成熟していき，腺管構造が細密になっていく．男児は，この思春期前期で乳房発育が終了する．

b 発症機序

　思春期女性化乳房では血中テストステロン濃度に対するエストラジオール濃度の比率が増加していることや，一過性の乳腺組織のエストロゲン感受性亢進などが考えられている．思春期早発症とは異なり生理的な二次性徴である．

3. 評価と鑑別，見逃してはならない疾患

　思春期女性化乳房以外の病的な両側乳房腫大は思春期早発症，甲状腺機能亢進症，Klinefelter 症候群，高プロラクチン血症，肝疾患（エストロゲンの分解が低下），両側無精巣症，原発性ないし続発性性腺機能低下症，脂肪組織やその他組織でのアロマターゼ活性

が亢進している場合（aromatase excess syndrome）、テストステロン合成障害による生物学的活性の低下したテストステロンが分泌されている場合、セルトリ細胞腫、アンドロゲン抵抗性症候群（androgen resistance syndrome）、Rosewater 症候群（家族性性腺機能低下症女性化乳房）とReifenstein 症候群（精巣性女性化症候群不完全型で尿道下裂性腺機能低下症女性化乳房を伴う）でみられる。

病的な片側乳房腫大では神経線維腫、リンパ管腫、過誤腫、脂肪腫、皮様囊胞腫などがある。これらの病的疾患の診断には、超音波診断が有効である[1]。ときに、Poland 症候群に片側性乳房腫大を合併することがある。

偶発的なエストロゲン含有食肉摂食および化粧品、シャンプーやケトコナゾール、カプトプリル、シメチジン、スピロノラクトン、ジギタリス、ジアゼパム、フェノチアジン、マリファナなどの薬物などでも発症するため、問診が大切になる[3]。

4. 病歴

成長曲線を作成する。体格指数(body mass index：BMI)を算定する。二次性徴の発来時期、エストロゲン含有食肉摂食および化粧品、石けん、シャンプーなどの使用歴、薬物内服歴を聴取する。

5. 身体所見

一般的な身体診察に加えて、甲状腺腫、乳腺のタンナー分類評価を行う。視診で両側性か片側性かを確認し、触診で乳腺組織か脂肪組織かを鑑別する。脂肪組織のみの増加による乳房肥大は、偽性女性化乳房（pseudogynecomastia）として区別する。乳汁分泌の有無、孤立した腫瘤があれば可動性、硬度を確認する。

a 女性化乳房の診察

本来、女性化乳房とは男子乳腺組織の良性増殖を組織学的に確認したものをいう。臨床的には乳腺組織のゴム状のしこり（rubbery mass）が乳頭から同心円状に拡がったものをいう。

乳腺組織の増殖を伴わずに、脂肪の沈着だけの場合はしばしば、肥満男子にみられる偽性女性化乳房である。女性化乳房と女性化乳房以外の腫瘤を鑑別するには、被験者は仰臥位で両手を頭の後ろにおいて、親指と人差し指の指腹で腫瘤を乳輪に向かってゆっくりと引き上げるように触診する。女性化乳房では、乳輪を中心に拡がる同心状のゴム状ないし引き締まった腫瘤を触れる。女性化乳房と乳がんの鑑別が一番大切である。男性乳がんはまれであり、一般的には片側性で、乳頭を中心とした同心円状の乳腺組織とは異なり別の箇所に偏在していることが多い。しかも、硬く皮膚にくぼみを作り、乳房の陥没や乳汁様分

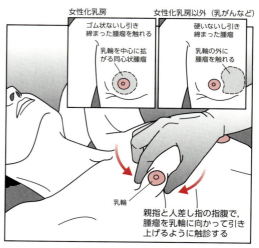

図1 女性化乳房の触診
(文献 2) より引用)

泌物の漏出や腋窩リンパ節の腫大がみられる（図1）[2].

6. 検査所見

　一般血液検査,甲状腺機能検査に加えて,テストステロン,エストラジオール,黄体形成ホルモン（luteinizing hormone：LH）,卵胞刺激ホルモン（follicle stimulating hormone：FSH）,プロラクチン,β-hCG（human chorionic gonadotropin：ヒト絨毛性ゴナトロピン）,デヒドロエピアンドロステロン（dehydroepiandrosterone：DHEA）を測定する.触診で十分であり,超音波検査の必要はない.

7. 治療と経過観察

　一側性の乳房発育であった場合,乳がん発症の無用な心配や不要な外科手術がされないように注意して見守ることが大切である.い

ずれにしても乳房腫大に対する心理的負担を軽減するケアが大切である.

8. 予後

　思春期女性化乳房は1～2年以内に自然消退する.

9. 専門施設への紹介

　急激に乳房腫大がみられた場合,思春期女性化乳房は2年以内に消失するが,6か月以上持続する場合には,一度は小児内分泌専門医のコンサルトを受けるとよい.

　入院の必要性は特になし.

文献

1) Misra M, et al. N Engl J Med 2016；374：1565-74.
*2) Braunstein GD. N Engl J Med 2007；357：1229-37.
3) Braunstein GD. N Engl J Med 1993；328：490-5.

発達・心理・睡眠

21. 夜泣き

Key Points

- 夜泣きは，育児の失敗で起こるのではなく，養育者との接触時間（抱かれている時間），添い寝の時間，哺乳の回数などが大きく関係している．
- 腹部膨満，発熱，何となく元気がないなどの red flags があれば，危急的疾患として精査が必要となる．
- 決定的な対処方法はない．経過観察でよいが，養育者の疲労が激しい場合には地域の保健師との情報共有が必要となる．

はじめに

「最近，夜泣きが始まりました．毎晩のことで，夫も私も寝不足で困っています．よい対処法を教えてください．何かの病気が原因で夜泣きをすることもありますか？ 夜泣きをする子どもは『疳の虫が強い』と祖母は言いますが，性格的なことも関係するのでしょうか．上の女の子のときには，全くありませんでした．男の子は育てにくいなどといわれますが，夜泣きに関して男女差はあったりするのでしょうか？」

外来でたびたび問い合わせのある質問である．「夜泣き」への対処はどうすべきだろうか．

1. 定義

夜泣きという言葉は漠然と用いられている．一般に新生児期〜2歳までにみられる睡眠中の周期的な啼泣であり，多くは新生児期からみられ，3〜4か月ごろピークとなる．入眠後2〜3時間から早朝にかけて，1回のみあるいはそれ以上の回数出現し，1歳前後で軽減，消失する．

夜泣きを定義づけることはなかなか難しい．疾患としての範疇には入らなく，睡眠障害国際分類第3版（ICSD-3）にも分類されていない．おそらくは養育者側の訴え（listener's distress）が，「夜泣き」として脚色されているようだ．evening/night（-time）cry であり，いわゆる黄昏泣きも夜泣きと同意と理解できる．

2. 病態生理

乳児は不快感を「泣き」で訴えている（infant's distress）のであるが，英語圏では cry（何かを要求する啼泣），fret（いらだった泣き），fuss（むずがる），unsoothable cry（なだめられない泣き）などの用語で表現されている．注意してみると，「泣き」にも本人から発するもの（cry, fuss）と，聴く側の感情を引き立てる表現（fret, unsoothable cry）がある．生後間もなくからの「泣き」は，生きるための泣き（survival cry）であり，生後6か月以降は，意思疎通を図る communicative crying といえる．また，夜泣きには性差はない．

養育者が，「泣き」に対して迅速に対応して，児の要求に応えることで「泣き」の訴えが減少することが知られている．これを proximal care と呼び，からだ全体で抱かれるほどの肌と肌の触れ合いから，常に養育者と児が一体となって生活することで成立する．

📋 Memo

!Kung San の乳児の夜泣き

ボツワナ北西部カラハリ砂漠の原住民である !Kung San は，人類進化を知るうえで稀少な人たちであるが，育児においても proximal care が踏襲されている[1]．!Kung San の乳児は，夜泣き（cry と fret）の回数は先進国の乳児と変わらないが，養育者への訴えである cry（啼泣）の回数と持続時間は短いことが知られており，何かの要求への対処が行き届くことが「夜泣き」の軽減に役立っている．ちなみに，!Kung San の人たちは，狩猟採集で生計を立てており，男子は狩猟，女子は採集を行い，男女間での上下関係はなく，共同で育児を行っている．

生活スタイルが西欧化することで，育児環境も急速に変わってきており，夜泣きが問題化されている．同じ欧州でも，ロンドンとコペンハーゲンの乳児で夜泣きの回数と時間は違う．ロンドンはコペンハーゲンよりも夜泣きは多く，両都市間での養育者の乳児への接触時間の差異がかなり影響している[2]．

生後早い時期から接触時間を濃密にもつことが，夜泣きを減らすのに役立つといえるが，そのためには，12 時間以上の抱っこや，泣いたらすぐにあやすなどが必要であり，養育者が乳児にかかり切りとなり，明らかに実際的ではない．上に兄弟がいたりすると，母親との接触時間が短くなり，分離への抵抗から夜泣きがひどくなると考えられる．

夜泣きは，環境，養育者の社会生活，産後うつ病を含む精神・心理状態，夫婦間の協力などに左右されている．母親の産後うつ病と夜泣きは相乗的な影響を与える可能性があ

り，産後のフォローアップ，介入を要することがある[3]．また，過度の夜泣きは，子ども虐待の引き金となる可能性があることに留意が必要である[4]．添い寝は日常的に行われるが，睡眠段階が浅く，乳児期の添い寝は夜泣きの頻度を増すので[5,6]，ベッドのそばにベビーコットを置くように工夫する．

3. 評価と鑑別，red flags

夜泣きと鑑別するのは，3 か月前後の乳児にみられる「乳児コリック」（「38．乳児コリック」を参照）と呼ばれる夜間の啼泣である．1 日当たり 3 時間以上，1 週間当たり 3 日以上の夜間の啼泣がみられる状態をいう．おなかや背中を痛がるように発作的に泣き続けるが，特に，腹部に異常があるわけではなく，突然始まり，突然終わり，治療をする必要はない．**腹部膨満，発熱，何となく元気がない**などの危険信号（red flags）があれば，危急的疾患として精査が必要となる．

図1 に示すように**激しい啼泣（excessive crying）**とは，各生後週齢の 95 パーセンタイル以上の啼泣持続時間の場合をいう．この啼泣持続時間のチャートは，日本でも使用可能である[7]．

4. 治療と経過観察

残念ながら，決定的な対処方法はない．**夜泣きは，乳児の気質，夜間の授乳習慣，添い寝，養育者の精神・心理状態が関連するので，これら原因の考えられる問題点を 1 つひとつ解決するほかによい手はない．**また，すべての養育者（特に母親）が夜泣きで悩んでいるのではなく，育児中の母親の約 10% が夜泣きに悩むといわれており，特に，第 1 子の育児で悩む傾向にある．両親共稼ぎが多い現代

■ 発達・心理・睡眠

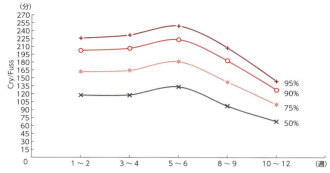

図1 生後週齢1～2週, 3～4週, 5～6週, 8～9週, 10～12週のcry/fussの持続時間（分）のパーセンタイルチャート（文献7）より引用）
一般に5～6週に啼泣のピーク（cry peak）があるとされるが, このチャートをみると1～2週, 3～4週, 5～6週, 8～9週間に有意差はなく, 10～12週で啼泣持続時間が減少している. cry/fuss：cry（何かを要求する啼泣）/fuss（むずがる）, excessive crying（激しい啼泣）は95パーセンタイル（＋）以上の啼泣時間の場合をいう.

では, 養育者の不安や寝不足など心身の疲労をとることが大切である. 養育者がイライラして乳児にきつく当たらないようにしたい.

睡眠時間は, 3か月児で1日に15時間, 9か月児で1日に13時間であり, 夜間の睡眠が長くなる. 3か月以降は, 約1/3の乳児が夜間に6時間の睡眠をし始めて, 9～12か月で約3/4くらいの乳児が6時間の睡眠をとるようになる. 3か月までは, 2～3時間ごとに昼間6, 7回の哺乳であり, 夜間4～6時間ごとの哺乳であったのが, 月齢とともに哺乳回数は減っていく. 3か月ごろまでは, 約1時間30分の夜泣きがみられるが, 9～12か月では約1時間の夜泣きに減っていく.

したがって, 夜泣きへの対処は経過をみることでよいが, 厚着, アトピー性皮膚炎やおむつかぶれなどが原因の場合もあることに留意したい.

5. 予後

夜泣きは, 長期的には行動面や気質, 心理面に何ら問題を起こさない. しかし, 乳児期に添い寝を経験した6歳児に注意欠如多動性障害(attention deficit hyperactivity disorder: AD/HD)を含む精神疾患の発症がみられたとの報告があり[6], 今後, 注意してみていく課題はある. また, 明らかに遷延する激しい啼泣を経験した乳児は, 5歳時点でコリック経験児と一般コントロール児よりも動作性IQ, 言語性IQともに低い結果があり, 注意深いフォローアップが必要となる[8].

6. 専門施設への紹介

夜泣きと診断可能な場合には, 経過観察でよいが, 母親を含め養育者の疲労, 焦燥感が強い場合には, 地域の保健師との情報共有が必要となる.

文献

*1) Barr RG, et al. Dev Med Child Neurol 1991；33：601-10.
*2) St James-Roberts I, et al. Pediatrics 2006；117：e1146-55.
3) Hiscock H, et al. Pediatrics 2014；133：e346-54.
4) Lee C, et al. J Dev Behav Pediatr 2007；28：288-93.
5) Mosko S, et al. Pediatrics 1997；100：841-9.
6) Fukumizu M, et al. Pediatrics 2005；115：217-24.
*7) Wolke D, et al. J Pediatr 2017；185：55-61.
8) Rao MR, et al. Arch Dis Child 2004；89：989-92.

発達・心理・睡眠

22. やる気がない（小児のうつ病）

Key Points

- 定義・原因・生理：DSM-5 診断基準に従い診断する．生物学的要因，心理的要因，社会文化的要因などが複雑に関連して生ずる病態と考えられている．
- 治療・対処法：児童精神科医による薬物療法（SSRI や SNRI），精神療法などを含む治療が中心となるが，小児科医も治療に参画する意思をもつべきである．
- 養育者への説明：うつ病は治りやすいが，再発もしやすく，自殺の危険性もある．医療に依存するのではなく，患者自身が積極的に治療にのぞむ意思が求められる．

はじめに

やる気がない（poor motivation），朝起きられない，学校に行けない，などを主訴に外来受診する小児は多い．おおかた血圧が低い，自律神経失調症などを疑って外来経過観察をする．なかには，一時は症状が好転するようにみえても，しだいにやる気がないのかボーッとしていることが多くなり，学校のない日曜日も元気がなさそうで，家に引きこもるようになる患者がいる．いじめや発達障害が原因かと診断を進めるが，しっくりとしない．初診時から小児のうつ病の可能性に気づいていただろうか？

1. 定義

小児（児童思春期）のうつ病も，成人のうつ病と同じく DSM-5 診断基準に従い診断する．うつ病は，「うつ病（DSM-5）/ 大うつ病（major depressive disorder：MDD）」と同義である．うつ病には 9 つの症状があり，「主症状」として①抑うつ気分と②興味または喜びの減退があり，「副症状」として③睡眠障害，④体重減少ないし食欲障害（食欲の減退または増加），⑤焦燥感あるいは行動制止，

⑥易疲労感，気力の低下，⑦無価値感，罪責感，⑧集中困難，決断困難，⑨自殺念慮からなる．うつ病とは，このうち 5 つ以上の症状が存在し，それらの症状のうち少なくとも 1 つは「主症状」であり，同時に 2 週間以上持続し，病前の機能から変化を起こしている状態をいう．

小児（児童思春期）のうつ病の診断は，①抑うつ気分の代わりに易怒的な気分（イライラした気分），②食欲障害による体重減少の代わりに，期待される体重増加がみられない場合でもあてはまるとされる．

「子どものうつ」は，うつ病と，うつと躁を繰り返す躁うつ病（双極障害）に大別され，軽症うつ病が長期間続く場合は気分変調障害と呼ぶ．

2. 病態生理

うつ病は，生物学的要因（脳内神経伝達物質のアンバランス），心理的要因（執着性格，メランコリー型性格），社会文化的要因（社会・文化の急速な発展による種々のストレス，重大なライフイベントに遭遇など）などが複雑に関連して生ずる病態と考えられているが，完全に解明はされていない．

■ 発達・心理・睡眠

3. 評価と鑑別，見逃してはならない疾患

「小児にうつ病はないだろう」という先入観があり，しかも，うつ病の症状が多様であることから，診断に至るまでに時間がかかる．抑うつ気分でなく，イライラして怒りっぽいなど，うつ病らしくない症状に惑わされる．

「子どものうつ」は①身体症状（寝つきが悪い，中途覚醒や早朝覚醒がある，身体がだるい，食欲不振，不眠，頭痛，腹痛など）と②行動の問題（一日中寝ている，不登校など），③精神症状（気力がない，集中力がない，好きなことに興味がわかない，スマートフォンでゲームをしても熱中しない，気が沈む，生きる価値もないと思いつめる）などの症状を訴える．摂食障害，不安障害，注意欠如多動性障害を合併障害しやすい．

診断プロセスでは，**起立性調節障害**や**甲状腺機能低下症**，**発達障害（自閉症スペクトラム）**，**不登校**（不登校は病名ではない）が最初に想起される．小児内科疾患では**全身性エリテマトーデス**，**Sjögren 症候群**，**筋痛性脳脊髄炎 / 慢性疲労症候群**（myalgic encephalomyelitis/chronic fatigue syndrome：ME/CFS），**線維筋痛症**，精神疾患では**神経症**（不安障害，強迫性障害，摂食障害，外傷後ストレス障害，適応障害），**統合失調症**があげられる．

4. 病歴

小児のうつ病を疑った場合の問診内容を以下に示す．
- 家族歴：両親にうつ病，不安障害の有無，母親の産後うつ病，自殺者の有無を確認する．
- 既往歴：学業成績，発達歴で自閉症スペク

トラム，注意欠如多動性障害の併存を確認する．

その他，子ども虐待（ネグレクトを含む）の有無，きっかけとなりうるストレス因子やライフイベント（転居，転校，いじめ，死別，経済的破綻，被災など），重篤疾患の併存を確認する．

5. 心理社会的評価

質問紙評価票を用いて，抑うつ傾向のスクリーニングを行う．抑うつ評価尺度には，バールソン児童用抑うつ性尺度（日本語版）DSRS-C（Depression self-rating scale for children）（Birleson, 1978），PSC（Pediatric Symptom Checklist）日本語版，Children's Depression Inventory（CDI）などがある．なかでも，DSRS-C を用いることが多い．これらのスクリーニングで抑うつ傾向があれば，DSM-5 診断基準に従って，うつ病の診断に至る．

小児の場合，知的障害，発達障害の二次障害としてのうつ病があり，知能発達検査（WISC-IV）を追加する．

6. 病歴，身体所見

現症の特徴所見として，現病歴（症状の日内変動，休日での状況，睡眠障害，症状の季節性変化），友人関係を確認する．

身体所見のなかで，手関節部，前腕部の浅い切創（リストカット）を確認する．他の部位の自傷にも注意する．

7. 検査所見

一般血液検査は，身体疾患との鑑別のために行う．うつ病の診断に直結するものではない．

8. 治療と経過観察

　小児科医は，励まさずにゆっくりと休養をとることを伝えるようにする．治療の詳細は省略するが，児童精神科医に，薬物療法（SSRIやSNRI），精神療法などを含む治療をコンサルテーションする．実際には児童精神科医は少なく，児童精神科医の指導のもとで，小児科医も自ら治療に参画する意思をもつことが求められる．

9. 予後

　小児のうつ病は適切な治療で治りやすいが，成人になって再発しやすいといわれている．うつ病は，病初期，中間期，回復期のいずれの時期でも自殺の危険性がある．特に回復期には注意が必要である．抗うつ薬を飲めば治るのではなく，治療への積極的な参加が必要なことを説明する．

10. 専門施設への紹介

　児童精神科医へ紹介をするが，小児科医も一緒に診ていくように心がけること．

11. 入院の必要性

　摂食障害，自殺念慮・自殺企図の危険性がある場合に入院を考慮する．

12. 診療に役立つツール

- Birleson P. DSRS–C バールソン児童用抑うつ性尺度，三京房（市販されており，入手可能）．

文献

*1）傳田健三．子どものうつ　心の叫び．講談社，2004.
2）日本うつ病学会 気分障害の治療ガイドライン作成委員会．日本うつ病学会治療ガイドライン II. うつ病（DSM-5）/ 大うつ病性障害 2016. http://www.secretariat.ne.jp/jsmd/mood_disorder/img/160731.pdf（2019 年 1 月 7 日アクセス）
3）American Academy of Pediatrics. Adolescent Depression : What Parents Can Do To Help, What is adolescent depression?　https://www.healthychildren.org/English/health-issues/conditions/emotional-problems/Pages/Childhood-Depression–What-Parents-Can-Do-To-Help.aspx（2019 年 1 月 7 日アクセス）（※国小児科学会の養育者向けうつ病紹介サイト）

問題行動

23. 自傷行為

Key Points

- 定義・原因・生理：重度・最重度の知的障害や自閉症スペクトラム（IDD）に伴う自傷行為（SIB）であり，自身の身体部位をじかに傷をつけて，永続的な機能障害をきたす．病態生理は十分に解明されていないが，疼痛の変容，内因性オピオイドやダイノルフィンの関与，表皮間の自由神経終末の神経分布異常が関与している．
- 治療・対処法：SIB の抑制は難治である．疼痛刺激になる環境を是正する．ガバペンチンの効果が報告されている．
- 養育者への説明：SIB は長期に及び，難治をきわめる．疼痛刺激にかかわる環境の回避や除去をするなどを工夫する．身体の機能障害，欠損の危険性もある．

はじめに

　神経発達障害のなかでも，重度，最重度の知的障害（intellectual disabilities）や自閉症スペクトラム（intellectual and developmental disabilities：IDD）の小児では，自傷行為（self-injurious behavior：SIB）が問題となることが多い．手の指や口唇を繰り返し咬み続けて潰瘍となり，最悪の場合には指の切断に至る．手にミトンをしても効果がなく，一時的に緩和精神安定薬（抗不安薬）を使用しても効果がない．コミュニケーションがとれないことによる欲求不満や感覚探求行動が原因かと説明されてはいるが，それではどのように治療をすればよいのかについて，成書には記載がない．何となくモヤモヤしているのは筆者だけだろうか．

1. 定義

　自傷（self-injury, self-harm）には，意図的ないし故意による自傷として自殺を意図する自傷（suicidal behavior）と，自殺を意図しない自傷（non suicidal self-injury：NSSI）

と，神経発達障害児（者）の SIB とがある．

　SIB とは，自分の体の一部を使って，じかに自身の身体部位を傷つける行為である．性差もあり，男子に多くみられる．NSSI と類似しているが，自傷に道具やその他の介在物はなく一生涯継続する．主に IDD にみられ，頭をぶつ（head banging），爪でひっかく（scratching），つねる（pinching），こする（rubbing），拳で顔や頭をなぐる（hitting），目を突く（eye-poking）などの行為がある．すべての SIB は，制止しないと生命を脅かすものとなる．なお，頭をぶつことは乳幼児でもみられるが，SIB としての頭をぶつは深刻かつ重症である．

2. 病態生理

　典型的な SIB は，自分自身で反復性，強制的に，特定の身体部位を傷つける行為である．身体一部をどこでも構わずに傷つけるのではなく，頭部の一部を叩き続ける，下肢のどこか1か所をつまみ続ける，手のどこか1か所を咬み続けるなどの特徴がある．

　この SIB を有する IDD に関する疑問とし

て，①痛みあるいは不快な感覚を経験しているのだろうか，②痛みを感じていないのではないか，③痛みではなくて心地よい刺激に感じているのではないか，がある．

痛みは生体防御のために必要な感覚である．反復して傷つけ，ときには取り返しのつかない身体機能障害に至る SIB とは，まさに正反対の逆行した行為である．どうして，彼らは間断なく自傷行為を続けるのかを直に聞けるなら聞きたいところである．会話が成立困難な IDD の特性からこの分野の研究は未解決の部分が多く，仮説の段階にある．そこで，侵害（刺激）行為（nociceptive behavior）としての SIB の概念が，病態生理を考えるうえで役立つ[1]．

SIB の発症機序は，自傷を繰り返す行為の生理学的機序，薬理学的機序，皮膚損傷部位の自由神経終末の形態学的変化，発痛物質，SIB を有する IDD と SIB を有さない IDD との差異などを包括して客観的に考える必要がある．

生理学的には，繰り返し皮膚を刺激すると痛みが増強することを wind up 現象という．その痛みの増強が長時間持続することは長期増強（long-term potentiation：LTP）といって，生体防御のための重要な現象である．しかし，wind up 現象と LTP とで，生体に不利である組織損傷に至る SIB を説明するのは合理的でない[2]．

自傷行為で組織傷害が繰り返された結果，炎症性細胞の浸潤と局所の免疫細胞の活性化により，一次求心性ニューロンが感作されて痛覚過敏をまねく．SIB を有する IDD の小児では，疼痛閾値の変化や疼痛の変容があり，痛覚過敏（hyperalgesia）やアロディニア（allodynia）が特徴である慢性的な神経障害性様疼痛（neuropathic like pain）の状態へと変化する．この作業仮説で疑問になること

は，外因性の引き金となる最初の疼痛刺激が偶然に加わった場合には理解可能であるが，一部の IDD の小児だけに SIB がみられるのかが説明できない．逆にもともと，内因性に疼痛過敏素因を有する一部の IDD の小児が鎮痛のために自傷行為で組織傷害を繰り返すのではないかとも考えられる．

薬理学的には内因性オピオイドの鎮痛効果が SIB に関連すると考えられている．モルヒネ拮抗薬であるナルトレキソン（naltrexone）を投与して疼痛を復活させたら，SIB を中断することから，自傷部位だけが痛覚脱失（無痛）になっていると推論できる．繰り返し傷つける行為は，内因性オピオイドにより無痛状態に入れるから可能なのかもしれない[3]．

もともと，内因性の疼痛過敏素因を有する一部の SIB を有する IDD の小児だけが自傷行為で組織傷害を繰り返すのではないかという考えを証明する証拠として，SIB を有する IDD の非損傷皮膚生検所見から，表皮間の自由神経終末のサブスタンス P 陽性神経分布の増加がみられることがわかっている[4]．自己誘発的に疼痛過敏が生じているのではないかと推論されている．

これらの結果から，SIB を有する IDD の小児では，疼痛の変容，内因性オピオイドやダイノルフィンの関与，表皮間の自由神経終末の神経分布増加が関与していることまでは明らかであるが，まだ病態生理を説明するには不十分なのが現状である．

3. 評価と鑑別，見逃してはならない疾患

知的障害および自閉症スペクトラムの評価を行う．神経性習癖（neurotic habit）は，乳幼児の心理的な愛着欲求やフラストレーションによる頭をぶつ，体ゆすり（rocking）な

■ 問題行動

どであり，心理的アプローチをする．SIBを有するIDDとして，**自閉症スペクトラム（結節性硬化症，Down症候群などの遺伝性疾患を含む），Lesch-Nyhan症候群（男児），脆弱X症候群（男女児），Rett症候群（女児），Prader-Willi症候群（男女児），Cornelia de Lange症候群（男女児）**を鑑別する．

4. 治療と経過観察

治療には困難が伴う．SIBを起こしやすい疾患では，早期診断のもと，疼痛刺激にかかわる環境の回避や除去をするなどの工夫をする．薬物治療としては，前述のモルヒネ拮抗薬であるナルトレキソンは国内では販売されておらず，サブスタンスP分泌抑制と神経障害性疼痛を抑制する効果のあるガバペンチンが症例報告レベルで有効との報告がある．また，SIBを有するIDDでは，胃食道逆流症の合併があり，胃食道逆流症の治療でSIBが改善することがある[2]．

5. 専門施設への紹介

身体の機能障害（失明など），欠損（指の切断など）の危険性があるSIBを有するIDDは，専門施設での対応が必要である．SIBによる身体損傷予防の装具装着など作業療法士の助言が必要になる．

文献
*1) Symons FJ. Neurosci Biobehav Rev 2011 ; 35 : 1266-74.
 2) Peebles KA, et al. J Intellect Disabil Res 2012 ; 56 : 441-52.
 3) White T, et al. Am J Psychiatry 2000 ; 157 : 1574-82.
 4) Symons FJ, et al. J Child Neurol. 2015 ; 30 : 1722-7.

問題行動

24. 頭を壁や床にぶつけたり，叩いたりする

Key Points
- 睡眠との関連はあるが，前庭機能を介した粗大運動の発達促進に好影響を与えている可能性がある．
- 奇妙な行動だが，かんしゃくを爆発させるためのものではない．叱って制止することはせずに，見守っていくことが肝要である．
- 重篤な後遺症をきたすほどのヘッドバンギングは，むしろ自閉症，知的障害や感覚障害が考えられる．

はじめに

8か月ごろの乳児が，頭を壁や床にぶつけたり，叩いたりすることがあり，これはヘッドバンギング（head banging，頭叩き）と呼ばれている．単調だがリズミカルな一定の動き（rhythmical motor activities, streotypies）である．

養育者から，「どうして，わが子が自分の頭を故意に叩いたりするのだろうか？」「頭が変になってしまわないか？」などの問い合わせがときどき寄せられる症状である．養育者にとって，ヘッドバンギングは自傷行為に見えるため，児の体を案じて心配になってくるのも納得できる．

なお，streotypies には頭ふり（head rolling），体ゆすり（body rocking），1歳以降では指しゃぶり，爪噛みなどがある．

1. 定義

ヘッドバンギングは昼寝や夜間睡眠中，目覚めた後のしばらくの間にみられる．単調なリズムでベビーベッドの柵やその他の箇所に，頭をぶつけることを繰り返す．jactatio capitis nocturna ともいう．

持続時間は，2, 3分間から長くても1時間以内である．6か月ごろから始まり，8～10か月に多く，その後3，4か月続き自然に消失する．遅くとも3～4歳ごろには，成長とともになくなっていく（outgrow）．性差は，男児が女児に比べて3倍多い．ヘッドバンギングをする小児（head banger）は，体ゆすりも合併しやすい[1]．head banger は第1子よりも，それ以降の児に多いとされる．

ヘッドバンギングを睡眠時随伴症群でいう rhythmic motor disorder（RMD）として定義づけると，表1のごとくである[2]．

表1 rhythmic motor disorder 診断基準（文献2）より作表）

A	大きな筋肉群の反復性，一定の単調な律動性の動きがみられる．
B	主に，睡眠に関連した動きである．
C	この動きによって，以下にあげる少なくとも1つの支障がみられること． 1. 通常の睡眠に支障をきたす． 2. 日中の生活活動に支障をきたす． 3. 自傷に至る，ないしはその危険性がある．
D	てんかん，その他の疾患では説明のつかない動きである．

診断にはAからDまでのすべてを満たすこと．

■ 問題行動

2. 病態生理

　ヘッドバンギングをする理由として，以下の3つがあげられる．

①気持ちを落ち着かせるため．不思議にも頭を叩くことが心地よい音となって，リラックスするようになる．ヘッドバンギングは入眠のためや，気持ちをなだめるために行う自己刺激（self-stimulate）である．ぐっすりと眠っているときでも，夜間に目が覚めたときでも，リズミカルに頭を打ち続ける．四つ這いになって体ゆすり（body rocking）もする．発達心理分野の専門家は，ロッキングチェアでリズミカルに体を揺さぶりリラックスしているような動作と表現する．

②欲求不満のため．かんしゃくを和らげるために，ヘッドバンギングをする．自分のことばで要求を伝えられないための手段として，体で表現をしている．

③注意を払ってもらうため．ヘッドバンギングは，養育者に注意してもらいたいために行っている．

　国内では，神経性習癖（neurotic habit）といって，乳幼児の心理的な愛着欲求やフラストレーションが周囲に理解されず，養育環境としっくり適応できずに生じた症状と理解されてきたが，海外では，すでに神経発達過程から説明がされている．すなわち，head bangerはヘッドバンギングをしない健常児よりも，頸定と独歩の達成が早いことがわかっている[3]．

　粗大運動の発達には，前庭器官が関与している[4]．ヘッドバンギングが前庭器官への刺激となることで，粗大運動の発達を促していると考えられる．乳児期の粗大運動発達の遅れには聴覚障害は関与しないが，前庭機能障害は発達に影響を及ぼす（表2）[5]．この事実から推測すると，ヘッドバンギングは粗大運動発達促進に有効といえる．head bangerは，何らかのきっかけから，前庭器官へのリズミカルな自己刺激を体得したのかもしれない．

　ヘッドバンギングは，同朋に連鎖することが知られている．双胎の兄弟の一方がヘッドバンギングをするのを見て，もう一方も真似て，前庭器官へのリズミカルな自己刺激を体得して，2人で壁に向かってヘッドバンギングをすることがある．

3. 評価と鑑別，見逃してはならない疾患

　ヘッドバンギングは，覚醒時，睡眠移行時に自分を落ち着かせるように頭を叩いたり，体をゆすったりするのが主症状であり，四肢の動きには異常はなく，けいれん性疾患ではない．乳児がリズミカルに0.5～2Hzで頭部を叩くのを目撃することで，診断は可能である[2]．

　ヘッドバンギングの症状は，マットレスに頭を叩くことを繰り返し，座って，後方の壁

表2　粗大運動の達成月齢

診断		頸定（月齢）	独歩（月齢）
聴覚機能障害	前庭機能障害		
正常	正常	3.4 ± 0.6	12.4 ± 0.5
機能障害あり	正常	3.7 ± 1.5	13.7 ± 2.8
機能障害あり	機能低下	5.3 ± 2.2	21.4 ± 6.5
機能障害あり	欠損	7.3 ± 3.1	25.6 ± 8.1

前庭機能低下，欠損があると，頸定，独歩が遅くなる．

にのけぞるように後頭部をぶつけたり，四つ這いになって床に頭を繰り返しぶつけたりすることがあげられる．あまりに後頭部をぶつけるので，後頭部の頭髪が抜けてしまうこともある．

4. 病歴，身体所見，検査所見

妊娠，分娩に異常はなく，身体所見，検査所見にも特徴的なものはなく，脳波検査の必要はない．ただし，発達の評価はかならず行うこと．

5. 治療と経過観察

ヘッドバンギングが心理的要因で生じると仮定すると，叱るのではなく，寛容に対応しないと，かえって増悪することになってしまう．粗大運動発達促進のための行動とみると，制止するよりも，危険を回避するように環境整備をするほうがよい．睡眠関連疾患として捉えるならば，気持ちが和むような環境にするのがよい．睡眠前に入浴をして，全身マッサージをしたり，入眠するまで体をさすったりして，緊張をほぐすようにする．子守歌やメトロノームを使って，一定のリズムの音を聴かせることも効果的である．

ヘッドバンギングは自分で度を超えないように行っており，まずは，頭部に重大な損傷が加わるようなことはない．すなわち，痛みの程度を知覚しており，叩き方を加減するようである．

養育者が，一定のリズムで体を揺さぶったり，歩かせたり，太鼓を叩いてリズムをつくったり，手をたたいたりすると落ちついてくる．

1歳以下の乳児の場合には，窒息や乳幼児突然死症候群（Sudden infant death syndrome：SIDS）の原因になることが危惧されるので，ベビーベッドの周辺には柔らかい毛布やマットを置かないようにする．頭部を損傷しないように気配りをする．ヘッドバンギングが激しいとベッドから落ちることがあり，ベッドにねじの緩みがないように調整をしっかりとしておくこと．壁や床の音が目立たないようにしたり，床や壁の損傷を最小限にするためにマットレスなどを敷いたりする．

薬物療法の対象ではない．

6. 予後

一部の head banger は，自閉症やその他の発達障害である可能性はある．しかし，自閉症児や発達障害児にとって，ヘッドバンギングは多くの行動異常の一つにすぎず，ヘッドバンギング単独で自閉症とは診断しない．ヘッドバンギングは，おおよそ体に無害な行為であり，見守ってあげることが大切であり，成長とともに消失していくものといえる．

7. 専門施設への紹介

ヘッドバンギングというよりも著しい自傷行為があり，4歳以降も持続する場合には自閉症や発達障害が疑われるので専門医に相談するようにする．

文献
*1) de Lissovoy V. J Pediatr 1961；58：803-5.
2) Gwyther ARM, et al. Sleep Med Rev 2017；35：62-75.
*3) Sallustro F, et al. J Pediatr 1978；93：704-8.
4) Clark DL, et al. Science 1977；196：1228-9.
5) Kaga K, et al. Ann N Y Acad Sci 1981；374：412-20.

皮膚

25. 脱毛，白髪，毛髪奇形

Key Points

- 定義・原因・生理：先天性，後天性の原因で毛髪異常がみられる．毛髪の顕微鏡下での観察が有用である．
- 養育者への説明：先天性，後天性の原因によるものかを説明するが，予後や治癒可能かどうかは皮膚科医に委ねる．

はじめに

毛髪に関係する訴えをよく経験する．脱毛は患児，養育者にとって，社会生活を営むうえで精神的苦痛を伴う深刻な主訴であり，解決策を求めて来院される．白髪（premature gray or white hair）や毛髪奇形は，脱毛に比べては主訴となることは少ないが，隠れた疾患が潜んでいる可能性を警告する症候である場合がある．

1. 定義

脱毛症（alopecia）は，一般的には普通に存在していなければならない被髪頭部の毛が欠如しているか，脱落して疎らまたは消失している状態をいう．先天性脱毛症と後天性脱毛症に分類する．ここでは，頭髪以外の体毛には言及しない．

白髪は，性別に関係なく25歳以下の東洋人にみられる白毛のことで，先天性ないし後天性に毛髪が脱色化をきたしたものをいう．限局性に発生した限局性白毛（poliosis）と汎発性白毛（canities）に分類される．生理的に出現する加齢に伴う白髪や，家族性にみられる若年性白髪，基礎疾患による二次的白毛がある．

毛髪奇形には，縮毛症（woolly hair），連珠毛（monilethrix），陥入性裂毛（trichorrhexis invaginata），捻転毛（pili torti），結節性裂毛（trichorrhexis nodosa）がある．

2. 病態生理

毛髪の生え替わりには，成長期（anagen period），中間期（catagen period），休止期（telogen period）を周期的に繰り返す毛周期（hair cycle）がある．毛周期は，成長期が2〜6年，中間期が2週間，休止期は3か月である．それぞれの割合は，成長期毛（85〜90％），中間期毛（1％），休止期毛（15％前後）である．休止期には二次毛芽と毛の脱落が起こる．1日の生理的脱毛（shedding）は約100本である．成長期毛に比して休止期毛の割合が多くなると，休止期脱毛（telogen effluvium）が顕著に起こる．

動物では季節の変わり目に毛の生え替わる換毛がみられるが，ヒトでも季節の変化でみられる生理的な休止期脱毛がある．その他，精神的ストレス，急性熱性疾患罹患後，分娩後，重篤疾患罹患後などでも休止期脱毛がみられる．休止期脱毛では，毛を引き抜く（plucking）と痛みがなくすっと抜ける．

円形脱毛症（alopecia areata）では，T細胞（CD8＋T細胞）介在性自己免疫疾患と考えられており，尋常性白斑，自己免疫性甲状

腺疾患を合併する．

　男性型脱毛症（androgenetic alopecia）は，思春期以降の男子でみられる．男性ホルモンは，前頭部や頭頂部などの男性ホルモン感受性毛包において軟毛化を引き起こし，額の生え際が後退し頭頂部の頭髪がなくなる．

　白毛になる機序は十分には解明されていないが，毛母メラノサイトの機能低下により，毛母細胞においてメラニン色素産生の細胞内小器官であるメラノソームが減少ないし消失するため，毛髪の色調が白色化するとされている．

　先天性毛髪奇形の多くは，毛髪の発生・分化に重要な遺伝子の変異によって発症することが明らかになっている．

3. 評価と鑑別，見逃してはならない疾患

　毛の成長期毛と休止期毛の毛根（hair root），毛球（hair bulb）と毛幹（hair shaft）を光学顕微鏡下で観察して評価する．成長期毛は毛根に毛根鞘が付着している．休止期毛は毛根に毛根鞘がなく毛球は小さく，毛根部が棍棒状の棍毛（club hair）になっている．毛髪奇形（hair shaft anomalies）も顕微鏡下で診断する．

　円形脱毛症では毛幹が未成熟で折れやすく切れ毛であり，ダーモスコピーで毛根下端に向かって細くなる感嘆符毛（exclamation point hair），黄色点，黒点を認める．トリコチロマニア（torichotillomania，抜毛症）では，感嘆符毛を認めず，正常の成長期毛が引きちぎられたもので容易には抜けないのが特徴である．全身性エリテマトーデス（systemic lupus erythematosus：SLE）では，毛根は棍棒状でメラニン色素も減弱する lupus hair を認める．

　loose anagen hair は，成長期毛の脱毛であり，2〜5歳の女児にみられ，無痛性で容易に抜毛する．Noonan 症候群類縁疾患でみられることがあり，Noonan syndrome–like disorder with loose anagen hair とも呼ばれる．

　白髪を呈する疾患は多い．白髪を引き金に原因疾患の診断を試みる．精神的ストレス，自己免疫性甲状腺疾患，ビタミン B_2 欠乏（悪性貧血），低栄養状態，Menkes 病（白髪ジストロフィー），Willams 症候群，Griscelli 症候群，Rothmund–Thomseon 症候群，Waardenburg 症候群，毛細血管拡張性運動失調症，白皮症（albinism，眼皮膚白皮症），Chédiak-Higashi 症候群，強皮症，軟骨毛髪低形成症（骨幹端軟骨異形成症 McKusick），Vogt-小柳-原田病，先天性角化異常症 dyskeratosis congenita（再生不良性貧血），早老/早老症/プログレリア progeria，結節性硬化症，神経線維腫などがある．

　毛髪奇形のうち，縮毛症は骨形成異常や拡張型心筋症，連珠毛は毛孔性紅斑や毛孔性苔癬，陥入性裂毛は魚鱗癬様紅皮症や Netherton 症候群，捻転毛は Menkes 病や外胚葉形成不全症を合併する．

4. 病歴

　家族性にみられる毛髪異常の有無，食事内容，偏食，薬物服薬歴，外傷について聴取する．

5. 身体所見

　全身の身体所見と皮膚の性状を観察する．甲状腺腫，外表奇形，顔貌，頭髪以外の体毛の変化や爪の変形などを確認する．脱毛では，瘢痕性脱毛と非瘢痕性脱毛かを鑑別する．毛

■ 皮膚

髪をきつく締め付けるように結わえていないか，外傷性脱毛症（traumatic alopecia）ではないかを確認する．急性熱性疾患罹患後，特に川崎病では Pohl Pinkus 徴候という毛幹に一定のくびれがみられることがあり，同時に爪では Beau の線条がみられる．円形脱毛症では，爪甲の点状陥凹などが観察される．連珠毛は，毛孔性苔癬，白内障，爪の変形を伴うことがある．

6. 検査所見

先天性脱毛症では，毛髪奇形を伴うことが多い．外胚葉形成不全の所見を確認することや，軟骨毛髪低形成症（骨幹端軟骨異形成症 McKusick）や口顔指症候群（orofaciodigital syndrome）などを疑った場合には，四肢 X 線撮影で骨格異常を精査する．同じくフェニルケトン尿症，ホモシスチン尿症，先天性甲状腺機能低下症の鑑別をする．

円形脱毛症は，自己免疫性甲状腺疾患の合併を検査する．SLE とディスコイド疹（円板状紅斑性狼瘡，discoid lupus erythematosus）では，膠原病に関する自己免疫疾患の検査をする．

頭部白癬〔tinea capitis（Celsus 禿瘡，ケルスス kerion celsi）〕は被髪頭部への白癬菌の感染であり，*Trichophyton tonsurans* が多く，次いで *Microsporum canis* が原因菌である．鱗屑の直接鏡検で真菌要素を検出して培養をする．Acrodermatitis enteropathica では，頭髪が疎らになる脱毛症（wispy alopecia）であり，血清亜鉛を測定する．白髪では，血清銅，ビオチン，ビタミン B_{12} を検査する．結節性裂毛は，アルギノコハク酸尿症でみられることがある．捻転毛は Menkes 病を疑う所見でもあり，血清銅を測定する．

7. 専門施設への紹介

急速に進行する脱毛，瘢痕性脱毛，毛髪の奇形，慢性進行性で脱毛部位が斑状で頭部白癬を疑う場合などに皮膚科専門医へ紹介する．

文献

*1) Mancini AJ, et al. Pediatric Dermatology : A Quick Reference Guide, 3rd de. American Academy of Pediatrics, 2016.

皮膚

26. 多汗

Key Points

- 定義・原因・生理：多汗症には，全身性多汗症（generalized increased perspiring）と局所性多汗症（localized increased perspiring）がある．
- 治療・対処法：全身性多汗症は，基礎疾患の治療が優先される．局所性多汗症で，原発性（局所性）多汗症の診断基準に合致する場合は，皮膚科専門医による治療を依頼する．
- 養育者への説明：多嚢胞性卵巣症候群，糖尿病，低血糖症，肥満，甲状腺機能亢進症などの基礎疾患を鑑別するよう精査をする．

はじめに

多汗症（hyperhidrosis）とは，基礎疾患に関係なく汗の分泌（エクリン腺）が異常に亢進した状態をいう．おおむね 14 〜 25 歳ごろまでに多く，家族性にみられることがある．学童期では，手に汗をかいて鉛筆で字が書きづらいことを訴え，思春期では腋窩の発汗（腋窩多汗症）が腋臭を含めて問題になる．ゴム手袋をすると汗がしたたり落ちるので困ったりする．

1. 定義，病態生理

多汗症には，全身性多汗症（generalized increased perspiring）と局所性多汗症（localized increased perspiring）がある．

全身性多汗症は[1]，生理的あるいは基礎疾患に基づいて起こる．大脳皮質由来の多汗は，家族性自律神経失調症（familial dysautonomia, Riley-Day 症候群），手掌角化症（palmoplantar keratoderma, 遺伝性の手掌の多汗）などでみられる．視床下部の体温調節に関与する発汗中枢に由来する多汗は，激しい運動，解熱期の分利（defervescence and crisis），多嚢胞性卵巣症候群，糖尿病，低血糖，肥満，甲状腺機能亢進症（過剰な熱産生と精神的刺激による），くる病，壊血病，薬物（コカイン，鎮吐薬など）などでみられる．延髄由来の多汗は，生理的な味覚性発汗，脳炎，脊髄空洞症などでみられる．

局所性多汗症は[2]，情動により大脳皮質に支配される発汗（精神的発汗）は左右対称性に顔面，手掌，腋窩，外陰部，足底などに起こる．延髄由来の片側性発汗と発赤には，Frei 症候群がある（「13．食事をすると，頬が赤くなって汗が出る」を参照）．脊髄由来の多汗は自律神経系障害部位に一致して限局性に生ずる片側性多汗であり，脊髄離断，脊髄空洞症などがある．局所の血流増加による発汗として，Maffucci 症候群，Klippel–Weber 症候群（動静脈瘻），Klippel–Trenaunay 症候群，Glomus 腫瘍，青ゴムまり様母斑症候群がある．

2. 評価と鑑別，見逃してはならない疾患

一般的に経験するのは，原発性（局所性）多汗症である．日本皮膚科学会ガイドラインによると，局所的に過剰な発汗が，明らかな原因がないまま 6 か月以上認められ，以下の6 症状のうち 2 項目以上あてはまる場合を原

87

■ 皮膚

発性多汗症と診断する[2]．

①最初に症状が出るのが25歳以下であること，②対称性に発汗がみられること，③睡眠中は発汗が止まっていること，④1週間に1回以上多汗のエピソードがあること，⑤家族歴がみられること，⑥それらによって日常生活に支障をきたすこと．

この原発性（局所性）多汗症以外，**片側，左右非対称の続発性局所性多汗症**や，全身性多汗症は鑑別疾患となる（「定義，病態生理」の項を参照のこと）．

3. 治療と経過観察

全身性多汗症は，基礎疾患の治療が優先される．局所性多汗症で，原発性（局所性）多汗症の診断基準に合致する場合は，皮膚科専門医による治療を依頼する．

4. 専門施設への紹介

説明がつかない過剰な発汗の場合は精査が必要であり，専門施設へ紹介する．

文献

1) Martin KL. hyperhidrosis, Chapter 661, Disorder of the sweet glands. Nelson Textbook of Pediatrics, 2-Volume Set, 20th ed, Kliegman RM, et al. eds. Elsevier, 2015, p3190.
2) 日本皮膚科学会：原発性局所多汗診療ガイドライン2015年改訂版．日皮会誌 2015；125：1379-400．

自律神経，不定愁訴

27. 冷え性

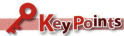 Key Points

- たいていの場合，冷え性は治療の対象にはならない．自覚症状をもとに診断するため，診断が曖昧にならないよう工夫をする．
- 「冷え性」の改善は，生活習慣の是正が基本である．
- 成長曲線を作成して，摂食障害による「冷え性」の早期発見を心がける．

はじめに

a 「冷え性」と「冷え症」

手足の冷えをつらく自覚することを「冷え性」という．日本以外ではなかなか使われない自覚症状であり，強いて英訳すれば，peripheral coldness with poor circulation が近いかと思う．これ以外にも chillness, "Hie-Sho" (chillphobia), coldness, cold constitution, などと呼ばれたりもするが，何となくしっくりはしない．

西洋医学では注目されない非特異的な症状といえるが，学童期以降に「冷え性」を訴えて受診する中高校生は多い．

「冷え症」は一般的な俗称・通念としても使用されるが，漢方医学では「冷え症」を日本独自の確固とした疾患病態として捉えている．

本項では，「冷え症」を中心に解説する．

1. 定義

a 「冷え性」の定義

手のひら，手の甲，手の指先（以下，手と表現する）の冷えおよび足のうら，足の甲，足の指先（以下，足と表現する）の冷え両方を愁訴として自覚している状況をいう．

b 「冷え症」の定義

冷え症とは，「通常の人が苦痛を感じない程度の温度環境下において，腰背部，手足末梢，両下肢，片身，あるいは全身的に異常な寒冷感を自覚し，この異常を一般的には年余にわたってもち続ける病態であり，多くの場合，この異常に関する病識を有する」と定義されている[1]．

この定義から「冷え症」の診断基準が作成されている（表1）．症状の程度によっては，治療介入が必要かどうかの判断の一助になる．

2. 病態生理

皮膚の表面温は皮膚血流量により規定されており，中間温環境下（温度25℃，湿度50％）では，皮膚血管の収縮と拡張は交感神経系の血管収縮神経活動の変化によるものであるが，この血管収縮神経活動は皮膚の毛細血管への変化に対してではなく，動静脈吻合に流れる血流量増減に変化を起こすとされている[2]．

四肢末梢部では，血管床は温度調節のためにのみ動作する．環境と生体は熱的平衡状態を保つために，局所皮膚温反射といって血管収縮神経による体表面の血流調節で熱放散量を調節している．大半の「冷え性」患者は四肢末梢部での循環障害で冷えを訴えていると

■ 自律神経，不定愁訴

表1 「冷え症」の診断基準

```
重要項目
  1. 他の多くの人に比べて "寒がり" の性分だと思う.
  2. 腰や手足，あるいは身体の一部に冷えがあってつらい.
  3. 冬になると冷えるので電気毛布や電気敷布，あるいはカイロなどを
     いつも用いるようにしている.
参考項目
  1. 身体全体が冷えてつらいことがある.
  2. 足が冷えるので夏でも厚い靴下をはくようにしている.
  3. 冷房のきいているところは身体が冷えてつらい.
  4. 他の多くの人に比べてかなり厚着するほうだと思う.
  5. 手足が他の多くの人より冷たいほうだと思う.
```

各症状は6か月以上にわたっていることを前提とし，重要項目2項目以上，重要項目1項目に参考項目2項目以上，あるいは参考項目4項目以上を満たす者を冷え症とする.
（文献1）より引用）

いえる[3, 4].

やせによる基礎代謝量の低下は，熱放散量を減少させるために皮膚血管を収縮させ，冷えを自覚させる．カイロで手足を温めたり，足湯で足を温めたりしても，根本的な解決策にはならない．脂肪は熱伝導率がほかの組織のわずか1/3であり，皮下脂肪は生体の断熱システムとして有効に機能しており，やせは熱損失の要因になる[4].

漢方医学では，「冷え症」は傷寒論でいう上熱下冷で，上半身が熱して（のぼせ）下半身が冷える厥陰病にあたる．手足，特に足がひどく冷たい「冷え症」の大半は寒証であり，温める漢方療法が適応となる.

3. 評価と鑑別，見逃してはならない疾患

「冷え性」の原因が**甲状腺機能低下症**や**Raynaud症状を呈する膠原病**，**クリオグロブリン血症**，**クリオフィブリノゲン血症**などの疾患である場合や，**神経症など精神疾患**によって冷えに過敏になっている場合などを除外する.

やせが原因で冷え性を愁訴とする場合には，摂食障害を除外する.

4. 病歴

前述の疾患を鑑別する病歴聴取をする．その他，月経周期，クラブ活動（特にスポーツ選手），ダイエットの経験も聴取する．**最も大切なことは，成長曲線を作成して，やせの早期発見を試みることである.**

「冷え性」は，女子に多いが，男子でも経験する症状であり，先入観をもたずに対応することも大切である．以下に，病歴聴取をするうえで興味深い調査を提示する.

「冷え性」を長野県佐久市（最低気温−14.4℃）と神奈川県横浜市（−2.5℃）の女子高校生を対象に調査した報告によると，両地域温度差は12℃の開きがあったが，両校の女子高校生ともに冬季にはオーバーコート，マフラーの着用はあるが，下半身の服装はストッキングの着用はなく，服装に変わりはなかった．また，冷え性の女子高校生は，35.7%（佐久市），38.7%（横浜市）と差はなく，それぞれの体格指数（body mass index：BMI）は19.7（長野県），19.7（神奈川県）とやせ傾向にあった.

寒冷地域と温暖地域での「冷え」の訴えに差はなく，食生活では食の偏り，乏しい食の内容，食の不規則性が，身体状況では疲労，睡眠不足，便秘などが共通してみられた.

女子高校生の多くは，全国共通して極端に下半身は薄着で，寒冷に曝露される服装が一般化しているが，この調査対象の女子高校生も共通して薄着の傾向がみられた．「冷え性」は生活習慣に起因していることが示唆される[5]．

5. 身体所見，検査所見

一般的な身体所見として，BMI（やせ，肥満），体温，脈拍，血圧，甲状腺腫の有無を確認する．検査所見では，血球検査，甲状腺機能，心電図，検尿を行う．貧血，潜在性甲状腺機能低下症，徐脈の有無に注意する．

6. 治療と経過観察

「冷え性」を訴える患者のすべてが，「冷え症」としての治療対象になるわけではない．「冷え性」の女子中高校生はダイエット志向でやせ傾向にあり，ウォーキング，体操，食事の改善で基礎代謝を増やすようにする．行動性体温調節といって，衣服の調節は大切な体温調節機構であり，行動性体温調節といい，薄着は生理学的には逆行した行為である．急激な体重減少は，摂食障害を疑って経過観察を行う．漢方療法では，当帰四逆加呉茱萸生姜湯を用いるが，生活習慣の是正が基本である．

7. 専門施設への紹介

摂食障害や甲状腺機能低下症を疑う場合には，専門施設への紹介が必要となる．受診の際には，成長曲線を作成して持参するようにしたい．

文献

1) 寺澤捷年．生薬誌 1987；41：85-96.
2) 入来正躬．体表温度分布を理解するための生理学．サーモグラフィー，藤正巖編，秀潤社，1988：6-9.
3) 土屋基ほか．民族衛生 2005；71：207-18.
4) Guyton AC, et al. 体温，体温調節，発熱．ガイトン生理学，原著第 11 版，御手洗玄洋総監訳，エルゼビア・ジャパン，2010，941-53.
5) 高取明正ほか．環境病態研報 1990；61：46-54.

自律神経，不定愁訴

28. ねあせ（寝汗，盗汗（とうかん））

Key Points

- 定義・原因・生理：暫定的だが，「1 か月以内に，寝衣・寝具を取り替えるほど汗をびっしょりとかいたことがある」とする．睡眠障害が起こると，レム睡眠の時間，頻度が減少して，ノンレム睡眠の到達深度が深くなり汗が多くなって寝汗となる．
- 養育者への説明：寝汗は，アレルギー性疾患や上気道閉塞のある小児に起こりやすい．必ずしも，肺結核症や悪性疾患によるものではない．

はじめに

寝汗（night sweat）が多いので，何か悪い病気が潜んでいるのではないかと心配になり，受診する患者がいる．しかし，健康な成人でも寝汗を経験することはたびたびある．ましてや，小児の寝汗について，どのような説明をすればよいのだろうか．

定義

医学論文では成人の寝汗をいかに定義しているのかを調べたところ，厳密な定義はなかった．おおむね，寝衣・寝具を取り替えるほど汗をびっしょりとかくことが毎晩ないし 1 か月以上続くことを寝汗と呼んでいるようである．残念ながら，小児の寝汗を厳密に定義するまでには至ってはおらず，「1 か月以内に，寝衣・寝具を取り替えるほど汗をびっしょりとかいたことがある」程度をいう．

病態生理

a 睡眠と汗の生理

環境温が 30℃ 以上では，睡眠中でも汗はみられるので，環境温の上昇に注意をする．ノンレム睡眠では睡眠深度が深くなるにつれて汗は増加し体温も下がる．レム睡眠では汗は減少または消失する．睡眠周期が進むにつれて，ノンレム睡眠の到達深度が浅くなるために，入眠から朝方の覚醒に向かって平均的な汗のピークと量は次第に減少する．レム睡眠では汗の量は少ないが，突発的に汗をかいてすぐに減少することがある．情動的な夢をみていることが原因とされ，精神的刺激によって手のひら・足の裏に汗をかくことはない[1]．

上述のとおり，思春期以前はレム睡眠に比してノンレム睡眠の占める割合が高く，発汗しやすい状態にあることがわかる[2]．

b 睡眠障害と寝汗

快適な温度環境でも，基礎疾患により睡眠障害が起こると，レム睡眠の時間，頻度が減少して，ノンレム睡眠の到達深度が深くなり汗が多くなって寝汗となる．熟睡しにくく，汗をかいているにもかかわらず，体温が低く熟睡感もない状態となる．

c 小児の寝汗

小児の寝汗についての研究は少ない．香港での小児 6,381 人（中央値 9.2 歳）の調査結果では，11.2% に寝汗の経験があった．男児が女児より多く，年齢はより年少の 8.3 歳（中央値）で，かんしゃく持ちで短気，アトピー

性皮膚炎，アレルギー性鼻炎，鼻副鼻腔炎，扁桃炎や閉塞性睡眠時無呼吸を疑わせる症状を呈する既往のある場合に寝汗がみられやすいことが報告されている[3]．

実際にアトピー性皮膚炎の睡眠障害を調査したところ，重症度に比例して睡眠の質の低下が確認されている[4]．小児の寝汗には，頻度としてはアレルギー性疾患，閉塞性換気障害が関係しているといえる．

d 睡眠障害となる体温調節中枢へ影響する基礎疾患

①閉塞性換気障害：閉塞性睡眠時無呼吸（obstructive sleep apnea：OSA），気管支喘息など．

②アレルギー性疾患：アトピー性皮膚炎，アレルギー性鼻炎，気管支喘息（前述）．

③発熱物質などによる：感染症，悪性疾患．

④代謝異常による：甲状腺機能亢進症，低血糖症など．

3. 評価と鑑別，見逃してはならない疾患

「病態生理」で述べたように小児の寝汗は成人と異なり，アレルギー疾患，OSAが関連しているが，なかには **Basedow病**，慢性感染症，**膠原病**，**悪性疾患**，**胃食道逆流症（gastroesophageal reflux disease：GERD）** による嚥下性肺炎が潜んでいる可能性がある．**リンパ腫** で気になる "B-type symptoms：Ann Arbor"（発熱，寝汗，体重減少）は，感染症，**高安動脈炎**やBasedow病でも通用する．

鑑別する疾患は多く，網羅的な検査をするには限界がある．まずは熱型を確認する．寝汗が，慢性炎症性疾患，悪性疾患，Basedow病，**肺結核症**，**褐色細胞腫**を除外する検査をする．

4. 病歴

発熱，体重減少，睡眠時無呼吸やいびきの有無，アレルギー歴，ペット飼育歴，海外渡航歴を聴取する．

5. 身体所見

肥満，アトピー性皮膚炎の有無，搔破痕の有無，メルゼブルク3徴候（Merseburg triad；甲状腺腫，頻脈，眼球突出），高血圧，リンパ節腫大，肝脾腫大がないか診察する．

6. 検査所見

"B-type symptoms"や高血圧がある場合には，赤沈，血球検査，CRP，甲状腺機能検査，胸部X線撮影を行う．有意な所見があれば，疑われる疾患に対する臨床検査を進めていく．

7. 治療と経過観察

基礎疾患の治療が基本となる．快適な睡眠環境，寝衣・寝具，皮膚を清潔に保つ．

8. 専門施設への紹介

"B-type symptoms"，高血圧，甲状腺腫がある場合には専門施設へ紹介する．

文献

*1) 菅屋潤壹．汗はすごい—体温，ストレス，生体のバランス戦略（ちくま新書），筑摩書房，2017，p189-94.

2) Roffwarg HP, et al. Science 1966；152：604-19.

3) So HK, et al. Arch Dis Child 2012；97：470-3

4) 小林茂俊．小児内科 2017；49：1171-5.

運動器

29. 背部痛

Key Points

- 定義・原因・生理：体幹背部の疼痛であり，急性と慢性に分類する．年齢により好発疾患が異なる．背部痛は重要な疾患が原因となっていることがある．原因疾患にもよるが，整形外科医へのコンサルテーションが必要であり，特に脊椎分離症は早期診断が大切である．
- 養育者への説明：背部痛は各種疾患の存在を警告する症状であり，精査をすることを伝える．

はじめに

　背中が痛いことで患児が来院されることがある．腰が痛いのか，背中全体が痛いのかはっきりとしない．小学生は通学時のランドセルが重く，肩や腰が痛いと訴えることが多いが，4歳くらいの子どもが「背中が痛い」と言うと，瞬時に緊張が走り診断に悩んでしまう．われわれ小児科医がかかわる背部痛（back pain）とは，いったいどのようなものなのかについて考えてみたい．

1. 定義

　ここでは，背部を体幹背側部の胸椎T1から仙骨までとする．背部痛とは背部脊柱と上肢帯に付く肩甲骨周囲筋と傍脊柱筋を含む部位の疼痛である．

　原因は脊椎および関連筋群，胸腹部内臓臓器の内科的疾患および心理的要因があげられる．定義は明解であるが，養育者，患児から病歴聴取で，部位，症状を限定するのはなかなかに難解である．

2. 病態生理と鑑別[1, 2]，見逃してはならない疾患

a 4歳までの患児

　4歳までの幼児は，正確に背部痛の性状を説明することができない．歩き方が不自然なときや，歩こうとしない，歩くのを嫌がる，不明熱などから背部痛を疑う．**感染性（化膿性）椎間板炎（diskitis）**や**白血病**，**リンパ腫**，**神経芽腫（ダンベル型）**，**感染性脊椎炎**，**脊髄血管障害**，**外傷**が鑑別にあがる．

b 5歳以降の患児

　5歳以降になると，しだいに背部痛の持続期間，部位，放散痛の有無などを具体的に述べることが可能になるが，なかには，あいまいな痛みの訴えで終始することがある．いずれにせよ，すかさずに診断精査を行うべきである．**感染性（化膿性）椎間板炎**，**係留脊髄（tethered cord）**，**感染性脊椎炎**，**強直性脊椎炎**，**脊髄血管障害**，**白血病**，**リンパ腫**，**Ewing肉腫**，**類骨骨腫（osteoid osteoma）**，**Langerhans-cell細胞組織球症**，**結核性脊椎炎**が鑑別にあがる．稽留脊髄の背部痛は，歩行中にみられるのが特徴である．鎌状赤血球症では脊髄血管の**血管閉塞性発作**（vasoocclusive crisis）による背部痛を疑う．**脚長差**では**筋・靱帯損傷**（musculoligamentous strain）由来の背部痛を訴える．

c 13歳以降の患児

　13歳以降では，背部痛を急性と慢性（3週

間以上の経過）に分類すると便利である．

1）急性背部痛

急性背部痛のなかでは，**筋・靱帯損傷**が多く，**感染性脊椎炎**，**硬膜外膿瘍**がある．スポーツとの関係から，**腰椎椎間板ヘルニア**，**骨端輪骨折（apophyseal ring fractures）**，**坐骨神経痛（sciatica）**，**梨状筋症候群**（piriformis syndrome，坐骨神経の締扼性神経障害）がある．

2）慢性背部痛

慢性背部痛には**脊椎分離症（spondylolysis）**，**脊椎分離すべり症（spondylolisthesis）**が重要である．脊椎分離症は，後天的に繰り返し応力が作用して関節突起間部（pars interarticularis）で分離するもので，思春期のスポーツ選手にみられる．脊椎分離すべり症は，脊椎分離のもとで椎体が前方に移動し腰背部痛の原因となる．L5とS1間で両側性によくみられる．思春期に後彎変形が増強する**Scheuermann後彎変形（Scheuermann kyphosis）**も腰背部痛の原因となる．**脊椎関節突起症候群**（vertebral facet joint syndrome）は，腰椎の脊椎関節突起の肥厚あるいは形態異常により根性坐骨神経痛の原因となる疾患である．**強直性脊椎炎**，**高安動脈炎**，**白血病**，**慢性多発性再発性骨髄炎（chronic recurrent multifocal osteomyelitis：CRMO）**，**骨腫瘍**，**複合性局所疼痛症候群**も鑑別にあがる．長時間の座位，重いリュックサックを背負うことで，筋・靱帯損傷や過負荷による腰背部痛を訴える．**Malfan症候群**は，慢性背部痛を訴えやすい．また，脊椎分離症を合併することがある．**仙腸関節機能不全**（sacroiliac dysfunction）は仙腸関節の弛緩異常による可動性変化のために骨盤輪不安定となり，腰痛を訴える．小児では，軽度の外傷後にみられる．

d 心理的要因

小児では，頭痛，腹痛などに比して背部痛は心身症や詐病の症状にはなりにくい．上記のような器質的疾患が否定されても，なお背部痛がある場合には，心理的な要因を考慮する．

Waddellテストは，次の5つの質問のうち3つ該当すると心理的ストレスによる背部痛を疑う所見があると判断する質問票である．①表在性ないし広範囲に不適当な圧痛を訴える．②頭頂部を押したとき，ないし肩か腰を検者が回すと痛みを訴える．③椅子に座って下肢をまっすぐに挙上するときと仰向けに同じ動作をするときの痛みに不一致がある場合（伸延徴候）．④神経解剖学的に合致しない筋力低下と感覚鈍麻の存在．⑤身体診察中の過剰反応．

e その他

上記の疾患群が否定されて，診断がつかない場合には，股関節可動域の制限，脊柱の伸展屈曲の制限，胸椎後彎，腰椎前彎，ハムストリングタイトネス，腹筋の脆弱など多因子がからんで，腰痛をきたすことが特に女子に多く，非特異的背部痛（non-specific low back pain）という[2]．

3. 評価

小児の背部痛の訴えは，年齢とともに増加する．また，一度くらいは短期間の痛みを経験することは珍しくない．過度の運動や，急性外傷のように良性経過をたどる場合も多い．ただし，乳幼児や急性ないし慢性背部痛で，激痛，発熱，神経障害を合併する場合には，重篤な疾患が潜んでいる可能性が高い．

■ 運動器

a 発熱を伴う背部痛

　幼児・学童期の発熱を伴う背部痛では，原因疾患が判明するまで感染性脊椎炎，感染性椎間板炎など感染性疾患，強直性脊椎炎などのリウマチ性疾患，尿路感染症，白血病，Hodgkin リンパ腫，Ewing 肉腫などの悪性新生物を念頭において診断を進める．結核性脊椎炎（Pott disease）の頻度は低いが，微熱を特徴とする．

　感染性椎間板炎の場合，直立や歩行を嫌がり，前屈みで痛みを訴える．就学前の幼児では，発熱がなくとも，第一に感染性椎間板炎を鑑別にあげるようにする．臨床検査では，白血球増多，赤沈亢進，CRP 増加を認める．発症 2，3 週間経過して脊椎 X 線撮影で椎間腔の狭小化を認める．ただし，単純 MRI のほうが診断感度は勝る．

　発熱，ほかの部位の骨痛，肝脾腫，リンパ節腫大などがあれば，悪性新生物を疑い精査する．夜間に背部痛を訴える場合には，脊椎 X 線撮影で所見がなくとも，類軟骨腫や骨芽細胞腫を疑って骨シンチグラフィー，CT と MRI を施行する．脊椎 X 線撮影で骨腫瘍を疑う所見があれば，CT と MRI を行う．

　なお，特発性側彎症では背部痛は認めない．仮に，背部痛を訴える場合には上記の疾患群を合併している可能性がある．

b 筋・靭帯損傷による背部痛

1）思春期小児

　思春期小児の背部痛は，筋・靭帯損傷による訴えが多くなる．この場合の背部痛はおおむね 3 週間以内に軽快する．急な姿勢の変化や運動過剰などが影響している．当然であるが，これは以下の鑑別診断を行ったうえでの診断である．腰椎分離症を疑う片脚起立過伸展テスト（stork test）が陰性であり，下肢の神経障害がなく，坐骨神経痛がなく，膀胱直腸障害なく，マルファン徴候なく，尿路感染徴候がなく，悪性疾患を疑う所見もない．

2）運動選手

　特に運動選手などにおいて，過度の前彎を伴う背部痛を訴える場合には，脊椎分離症や脊椎すべり症を疑う．脊椎分離症は片側性であり，L5 に好発する．脊椎すべり症は両側性にみられやすい．背部痛は急性ではなく，成長とともに，あるいは運動練習量が増すにつれて徐々に痛みが増強するようになる．

• 腰椎分離症では，片脚立ちして腰椎を過伸展させると，特に L4 と L5 にかけて関節突起間部の分離がある側で，腰痛が誘発される片脚起立過伸展テスト（stork test）が陽性となる．ただし，感度はさほど高くはない．腰椎分離症では，ハムストリングと呼ばれる脊椎 – 骨盤 – 下肢の 2 関節筋腱が硬く，ハムストリングタイトネス（hamstring tightness）といって前屈しても両手が床につかない状態となる．脊椎単純 X 線撮影斜位で Scotty dog with a collar という骨折所見をみる．ただし，必ず確認できる所見ではない．早期診断の重要性からみて，単純 CT，単純 MRI を組み合わせて診断確度を高めるようにする．

• 強直性脊椎炎では，腰の運動制限を調べるために，前屈を評価する Schober 試験を行う．第 5 腰椎棘突起（あるいは後腸骨棘の高さの腰椎）と上方 10 cm の 2 点に印をつけて，前屈したときの距離の延びを測定する．前屈時に 5 cm 以下しか延びないものを異常とする（前屈制限あり）．アキレス腱および足底筋膜の踵骨付着部に付着部炎を合併する．特に仙腸関節部に叩打痛を認める．

96

4. 病歴

体操選手やフットボール選手のようなスポーツ選手は背部痛を訴えやすい．種目やポジションを聴取すること．急性背部痛は外傷性ないし感染性疾患を疑う．徐々に痛みが出現する場合は，強直性脊椎炎や生体力学的な衝撃や負荷がかかった場合の前駆症状である可能性を考える．明らかに疼痛部位が限定されていない場合でも，局所の疲労骨折が関連していることもある．強直性脊椎炎では，安静時より運動をしているときのほうが，痛みがやわらぐ傾向にある．激痛を訴える場合は，神経学的要因が関与している可能性が高い．その他，体重減少，発熱，夜間疼痛，睡眠を妨げる背部痛かどうかを聴取する．

5. 身体所見 [3]

全身の身体診察および筋力を含む神経学的診察と，前述の片脚起立過伸展テスト，ハムストリングタイトネス，Schober 試験，Trendelenburg 試験，FABER 試験などを組み合わせて身体所見をとる．

6. 検査所見 [3]

血液学的検査，赤沈値，CRP，肝機能検査，Ca，P，LDH，尿酸，検尿，細菌培養検査など，ときに性感染症の検査を組み合わせて検査メニューを考える．画像検査のオーダーは整形外科医，放射線科医に相談することが得策である．

7. 治療と経過観察，予後

それぞれ疾患により異なる．

8. 専門施設への紹介

- 姿勢や歩行に異常がある場合．
- 神経学的所見に異常がある場合．
- 乳児，幼児，学童期の小児の背部痛．
- 安静時背部痛，睡眠を妨害するほどの背部痛．

9. 入院の必要性

診断がつかなくとも，発熱や神経学的所見がある場合には入院を考慮する．

文献
1) Taxter AJ, et al. Phys Sportsmed 2014 ; 42 : 94-104.
2) Hollingworth P. Br J Rheumatol 1996 ; 35 : 1022-8.
*3) El Saleeby CM, et al. N Engl J Med 2011 ; 364 : 552-62.（背部痛の診断の過程，病歴の取り方，検査手順が参考になる）

運動器

30. つま先歩き（つま先立ち）

🔑 Key Points

● 定義・原因・生理：つま先歩きは踵からでなく，足のゆび先や母趾球だけで歩く歩行異常である．発達過程で一過性にみられる生理的範囲内（normal variants）のつま先歩きと，基礎疾患による病的なつま先歩きがある．

● 治療・対処法：基礎疾患を除外することで，治療方針・対処法を考える．

● 養育者への説明：normal variants のつま先歩きは，自然に改善することを説明し，納得してもらう．

はじめに

　つま先歩き（toe walking, つま先立ち）は踵からでなく，足のゆび先や母趾球だけで歩く歩行異常である．2歳以下では発達過程で普通にみられるものであるが，2歳以降もつま先歩きが続くと神経筋疾患や発達障害の精査が必要になってくる．脳性麻痺，Duchenne型筋ジストロフィー，自閉症，先天性アキレス腱短縮症の初期症状がつま先歩きであったりするので注意が必要である[1]．

1. 定義

● 発達過程でみられるつま先歩き（idiopathic/habitual）：成長に伴う生理的範囲内（normal variants）で一過性である．年齢とともに改善する．

● 病的原因で生じたつま先歩き：基礎疾患によるつま先歩きであり，無治療の場合，5歳以降も持続する．

2. 病態生理

　正常な歩行パターンとして，歩行開始時期はつま先→踵（toe-heel gait）であるが，し

だいに踵→つま先（heel-toe gait）に移行する．2歳以降もつま先歩きが持続する場合には，後述する「見逃してはならない疾患」による可能性がある．

3. 評価と鑑別，見逃してはならない疾患，身体所見[2]

a 歩行の観察

　素足での歩行を観察する．靴下や靴を履いた状態での歩行状態も観察してみる．踵が先に床につき，つま先が後から床につく歩行パターン（heel to toes）を確認する．その際に，しっかりと踵を床につけて歩ければ，normal variants のつま先歩きの可能性が高い．下肢のリズミカルな交互運動，上下肢間の協調運動が可能かを確認する．つま先歩きが左右対称なのか，片側のみなのかを確認する．両側性の場合には，normal variants のつま先歩き，痙性両麻痺（脳性麻痺），Duchenne型筋ジストロフィー症，脊髄係留症候群（tethered cord syndrome）などがある．片側性では，痙性片麻痺（脳性麻痺），先天性アキレス腱短縮症，下肢短縮などがあげられる．

b 身体所見

　筋骨格系〔ハムストリング（骨盤下腿筋群）

98

と腓腹筋の下肢の筋緊張亢進，拘縮，膝・足関節可動域，特に足関節背屈〕，形態異常〔脚長差，脊椎の形状，皮膚の変化（多毛，陥凹など）〕，皮膚洞の有無を診察する．周産期異常による脳性麻痺や**水頭症**，**二分脊椎**，**潜在性二分脊椎**，脊髄係留症候群などを考え深部腱反射，表在反射（挙睾筋反射）を検査する．筋疾患，自閉症，足の変形などが原因となる．感覚過敏や感覚低下の有無は，末梢神経系障害，自閉症を疑う．下肢の疼痛は関節炎を疑う所見である．

4. 病歴

出生歴，発達歴を聴取する．両親，兄弟につま先歩き，神経筋疾患の既往がなかったか聴取する．独歩以前の立位姿勢で足裏を床につけて歩く姿勢（蹠行，plantigrade）と背屈が可能であったかを聴取する．蹠行ができていなかった場合は，痙性麻痺やジストニアが疑われる．脊髄疾患の有無を確認するために，年齢不相応の尿失禁や便失禁があるかを聴取する．

言語発達の遅れ，知的発達の遅れ，社会適応に問題がある場合には，自閉症スペクトラムや知的障害によるつま先歩きを疑う．

男児では，Duchenne 型筋ジストロフィーによる処女歩行の遅れを聴取するとともに，腓腹筋肥大を確認する．

5. 予後

3 歳以下で正常発達をしており，身体所見に異常なく，下肢の筋拘縮がない場合には成長に伴う normal variants の歩容であり，自然に消失すると説明する．しかし，3 歳以上になっても持続する場合には，矯正のために足関節の背屈を目的にした装具が必要になる場合がある．5 歳ごろまでには治癒する．

病的なつま先歩きの場合には，疾患に見合った治療を行う．自閉症の場合には，足関節以外の股関節，膝関節に異常はないか，足関節の背屈も可能で関節拘縮もないかなど，脳性麻痺との鑑別が必要である．ただし，持続するつま先歩きは習慣性尖足となり，関節拘縮をきたしてしまうおそれがある．

6. 専門施設への紹介

3〜4 歳以降もつま先歩きが持続する場合，脚長差が 1 cm 以上の場合，神経学的異常のある場合，自閉症を疑う場合などは小児整形外科医，リハビリテーション専門医あるいは発達障害専門医に紹介する．

文献
1) 有馬正高ほか．つま先立ち（尖足）．小児の姿勢，改訂第 3 版，診断と治療社，2012，p70．
2) Sivaramakrishnan S, et al. Arch Dis Child Educ Pract Ed 2015；100：238-41.

運動器

31. 歩き方がおかしい，よく転ぶ

Key Points

- 定義・原因・生理：うちわ歩行もそとわ歩行もともに，胎内での肢位が影響している．うちわ歩行は幼児期から気づくが，そとわ歩行は学童期ころに気づかれやすい．
- 治療・対処法：うちわ歩行は成長に伴う生理的範囲内（normal variants）の歩容であり，歩行に支障はなくなる．そとわ歩行は成長しても改善しないことがあるが，多くの場合，歩行に支障はない．
- 養育者への説明：下腿外捻によるものは外見，歩行に改善はないが，多くの場合，日常生活に支障はない．

はじめに

「歩き方がおかしい」「よく転ぶ」を主訴に来院する幼児は多い．うちわ歩行，そとわ歩行，つま先歩き〔前項「30．つま先歩き（つま先立ち）」を参照〕が原因である．なかでも最も多いうちわ歩行は，成長に伴う生理的範囲内（normal variants）の歩行パターン（歩容）であり，心配はない．しかし，限られた診察時間内で養育者が納得できる説明をすることは，なかなかに難しいものである．

1. 定義

うちわ歩行とそとわ歩行の定義を図1で説明をする．

2. 病態生理

うちわ歩行

うちわ歩行は幼児期に多い歩容異常であり，①内反中足症，②下腿内捻，③大腿骨の過捻転が原因となる．歩行獲得とともに7歳ごろに改善する．うちわ歩行は歩きづらく，つまずいたり，転んだり，歩くとすぐに疲れ

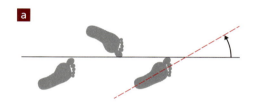

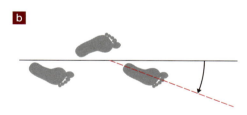

図1 うちわ歩行とそとわ歩行
a：うちわ歩行（内旋歩行，in-toeing gait）：つま先が中心線に向かって歩行する．
b：そとわ歩行（外旋歩行，out-toeing gait）：つま先が中心線から外向きに歩行する．

を訴えるが，歩行獲得に支障が出たり，疼痛を訴えたりはしない．大腿骨の前捻とは，図2のように前捻角が過度で前方にねじれた状態をいう．

前捻角（anteversion angle）とは，大腿骨内外顆を結ぶ線と前方に回旋している頸部軸の水平面での角度である．わかりやすくいうと，大腿骨頭と大腿骨体との間のねじれ角度のことをいう．成人の前捻角は15°で，出生

100

時は30〜40°程度で,7歳ごろに8〜15°程度に自然減捻する[1]（図3）．

内反中足症は1歳前までに多く，胎内での肢位が影響しているとされる．下腿内捻は,1〜3,4歳までの，うちわ歩行の原因といわれている．大腿骨過捻転は3〜6歳で診断される．3歳までは生理的な股関節外旋拘縮のために気づかれないが，大腿骨過捻転によるうちわ歩行がしだいに目立つようになる．6歳以降は過捻転が弱まっていき,11歳ごろには治癒する．疼痛を訴えることはない．うちわ歩行の小児は，股関節の外旋ができるまでは，とんび座位（W字座位）を好み，あぐら座位（胡座位）をいやがる．脳性麻痺もとんび座位をとるが，とんび座位しかできない．

b そとわ歩行

そとわ歩行には，①下腿外捻，②股関節外旋拘縮，③大腿骨後捻の3つの原因がある．

なかでも，下腿外捻によることが多い[2]．下腿外捻によるそとわ歩行は，うちわ歩行と異なり，幼児期，学童期に気づかれる歩行異常である．下腿外捻は胎内での肢位に影響された症状だが，7歳以降に気づかれる左右非対称性で右足優位の歩行異常であり，自然寛解はしにくい．同じく胎内での肢位が影響しているとされる股関節の外旋拘縮によるものでは左右対称で歩行獲得とともに1年以内に改善する．大腿骨後捻によるものは比較的まれである．

3. 評価と鑑別，見逃してはならない疾患

うちわ歩行では比較的少ないが，**脳性麻痺**，**臼蓋形成不全**，**内反足**を鑑別する．これらの鑑別疾患では，片側性，非対称性歩行となる．

うちわ歩行とそとわ歩行のいずれも，両足歩行に左右差がないことを確認する．ただし，そとわ歩行で下腿外捻によるものは左右非対称であるが，右足優位が多いことに留意する．非対称で片側の歩行異常は，基礎疾患が存在する可能性があるred flagである．特に下肢の痙直，足クローヌス（足間代）の存在は**脳性麻痺**が疑われる．

そとわ歩行では，発症年齢に注意をする．5〜6歳で片側そとわ歩行では**ペルテス病**を疑う．12歳ごろの思春期男子に多い**大腿骨頭すべり症**も鑑別にあがる．

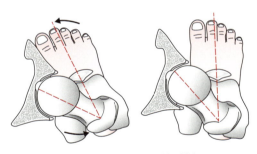

図2 過度な前捻（左）と正常前捻（右）
前捻角を正常に是正しようとすると，つま先が内側に偏位する．

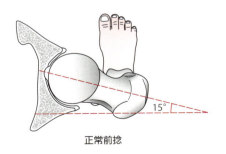
正常前捻

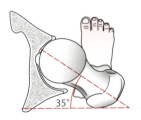
過度の前捻

図3 前捻角

■ 運動器

4. 病歴

出生歴，発達歴を聴取する．両親，兄弟に同様な歩行異常がないかを聴取する．

5. 身体所見

身体所見を得るうえで，成長に伴う下肢の生理的形態変化を理解する．正常児では生後2歳まではO脚，3～5歳ではX脚，5～6歳ごろに成人と同じ下肢になる．

患児を廊下で歩かせたり，走らせたりして，歩容の状態を確認する．歩行に左右差がないか，痛みを伴っていないか，跛行はあるか，脚長差の有無，膝・足深部腱反射亢進，足クローヌスの有無，挙睾筋反射，膀胱直腸障害の有無を確認する．3歳未満で利き手があるようなら，脳性麻痺を疑う．

6. 検査所見

整形外科的な身体計測として，前足部の内・外転度，下腿の内・外捻角，股関節の内・外旋可動域を診るため，足，脛骨，大腿骨/股関節の回転・回旋の程度を評価する．立位下肢の単純X線撮影の必要性の判断は小児整形外科医に委ねる．

7. 治療と経過観察

うちわ歩行もそとわ歩行も基本的には経過観察でよい．治療は「専門施設への紹介」の項を参照のこと．

8. 予後

うちわ歩行は，成長に伴う生理的範囲内の歩容であり，歩行に支障はなくなる．

そとわ歩行は外見上の歩容が気になるが，多くの場合，歩行による移動は日常生活に支障はない．大腿骨後捻による場合は成長とともに改善はせず，加齢による変形性関節症になる可能性がある．

9. 専門施設への紹介

うちわ歩行で片側非対称性の歩行である場合，脳性麻痺，臼蓋形成不全，内反足の場合，8歳以降で運動後に下腿，膝，足関節部などの疼痛や長時間歩行ができない場合には小児整形外科医へ紹介する．

そとわ歩行で片側非対称性の場合，7歳以降で運動制限があり，疼痛，跛行を伴う場合や，ペルテス病，大腿骨頭すべり症などを疑う場合には小児整形外科医へ紹介をする．

文献

1) 草別一成ほか．日小整会誌 1996；6：35-8.
2) Pitkow RB.Clin Orthop Relat Res 1975；(110)：139-45.

運動器

32. 関節がポキポキ鳴る

Key Points

● 定義・原因・生理：クラッキング音は健康関節において，牽引により関節滑膜表面で気泡が形成された際に発生する音である．
● 養育者への説明：年齢に関係なく，全身の至る関節で「関節は鳴る」が，関節をいためるような病的な問題はない．

はじめに

　関節がポキポキと鳴ることを経験する．小学生くらいの小児でも，平気で関節を鳴らしたりしている．外来診察時に，4歳くらいの幼児の上肢を引っ張ったりすると，肘関節がポキッと鳴って，その子どもと一緒に驚いたように微笑んだりすることを経験する．どうして関節が鳴るのだろうか？　習慣的に鳴らしても問題はないのだろうか？

1. 定義 [1]

　「関節を鳴らす」とは，関節を瞬間的に牽引した際に音を発生させることで，この音のことを英語では joint（articular）cracking, joint popping, joint click などという．日本語では軋轢音や轢音（crepitus）と呼ぶことがあるが，本来は病変のある関節に自動ないし他動運動させたときに発生する異常音のことで，疼痛を伴うことが多いために不適当である．

　「関節を鳴らす」を英語では articular release and sound というが，日本語では適当な用語が見当たらない．ちなみに articular release とは，音の発生の有無にかかわらず関節をもとの状態に戻すことを意味する．

2. 病態生理

　このクラッキング（cracking）音が発生する機序には諸説ある．対面する関節面が擦れ合うときに発生する，関節周囲の腱や靭帯が伸張した際に発生する（snap音）など，関節に原因を求めた仮説であり納得がいくものではなかった．その後，関節腔内を減圧すると関節滑液中から気体（窒素，二酸化炭素，酸素など）が溶出して気泡形成（cavitation）をする．そして気泡が崩壊してクラッキング音が発生するという Unsworth らの仮説が提唱された [2]．この仮説では，中手指節関節（metacarpophalangeal joint：MCP関節）のような小関節では説明可能であるが，関節腔の広い大関節では説明ができない．

　最近，Kawchuk らは MRI でリアルタイムに tribonucleation* による MCP 関節の気泡形成現象（キャビテーション）を捉えることに成功した [3]．その結果からわかったことは，気泡が崩壊した際にクラッキング音が発生するのではなく，気泡形成が起こった時点でクラッキング音が発生するということであった．

　tribonucleation* とは，液中接触固体間の相対運動に起因する気泡発生現象のことで，対面する関節表面が急に離開すると関節内圧が急減して関節滑膜表面で滑液中に溶解して

103

■ 運動器

いる気体が分離して気泡形成する現象である.

Unsworth らの仮説では,牽引による関節腔内の減圧で生じた気泡が崩壊してクラッキング音が発生するというもので,Kawchuk らは,牽引により関節滑膜表面で気泡が生じた際に発生する音と結論づけた.Kawchuk らの結果から,Unsworth らの仮説はおおむね正しかったといえる.

しかし,あくまで MCP 関節での説明であり,Kawchuk らの結果でも椎間関節や大関節でのクラッキング音の発生はまだ不明であり,まだ解明されていない.

3. 評価と鑑別,見逃してはならない疾患

理論的には,全身の関節でクラッキング音を聴取することは可能である.病的な軋轢音を除外する.**骨折**,**先天性股関節脱臼(発育性股関節形成不全)**,**顎関節症**,**関節変形・拘縮**などが軋轢音を呈するが,比較的鑑別診断は容易である.

4. 予後

健康な関節の場合,「関節を鳴らす」ことで,将来,関節炎を発症することはない[4].関節周囲靱帯を弛緩させるので,関節不安定な過剰運動症候群(hypermobility syndrome)になることを危惧する意見がある.

「病態生理」で述べた,tribonucleation* による気泡発生現象で生じた気泡がつぶれる際に何百気圧にものぼる衝撃圧力が発生するために,水中翼船の翼(hydrofoil)を傷害することや医療用の結石破砕への応用が知られているが,関節滑膜表面を傷つけるかは不明である.

いずれにせよ,過度に繰り返して行わない限り,問題はない.

文献

1) Protopapas MG, et al. J Am Osteopath Assoc 2002;102:283-7.
*2) Unsworth A, et al. Ann Rheum Dis 1971;30:348-58.
*3) Kawchuk GN, et al. PLoS One 2015;10:e0119470.
4) Unger DL. Arthritis Rheum 1998;41:949-50.(*自らが長年にわたり「関節を鳴らす」ことを行い,関節炎にはならないことを証明して,イグノーベル賞を受賞した論文)

外性器

33. 包茎

Key Points

- 定義・原因：乳幼児の包茎には，包皮輪が狭く伸展性に乏しいことが主因の包皮輪狭窄と，包皮内面と亀頭表面の癒合が主因の場合がある．包茎は包皮と亀頭との相互関係による仮性包茎と真性包茎とに分類されているが，それはむしろ年長児，思春期以降の分類であって乳幼児には当てはまらない．
- 治療・対処法：包茎の手術を考慮するのは，以下の5つである．①尿線細小とバルーニング：包皮口がピンホール状となっており，排尿時に包皮全体が風船状になりながら糸のような細い尿線のみられる状態を呈するもの，②とっくり型や長いひょっとこ口の型をして，かつ先端がピンホール状であるものはあまり改善ができない，③亀頭包皮炎を繰り返して，瘢痕化をきたしたもの，④尿路感染症を繰り返す場合，⑤嵌頓包茎．
- 養育者への説明：3〜4歳ごろになって包皮内板と亀頭との間に間隙を生ずるので，無理にこれを剝離する必要はない．3歳で90%が翻転可能となるので，亀頭部全体ではなく外尿道口部が顔を出す程度の包皮口があれば十分であり，そのまま経過をみてよい．

はじめに

乳幼児の包茎は，育児相談や乳幼児健診でよく質問される症状である．しかし，小児は原則として包茎である．むしろ，生理的包茎（physiologic phimosis）と呼びたい．包茎でないと，むしろ尿道下裂を心配したくなる．

1. 定義

包茎には包皮輪が狭く伸展性に乏しいことが主因の包皮輪狭窄と，包皮内面と亀頭表面の癒合が主因の場合がある．乳児の場合，包皮内面と亀頭が癒着している包茎が多く，包皮（foreskin）によりむしろ亀頭を保護しているものと考えられる．およそ6歳ごろまでは，生理的包茎である．

2. 病態生理

出生時に亀頭が完全に露出していたものは0.4〜4%にすぎない．出生時にはもともと包皮は亀頭と癒合して分離していない．3〜4か月ごろから少しずつ間隙が生じ分離する．乳児期真性包茎であったもの（70.5%）が，3歳時には28.0%に減少する．3歳で90%が翻転可能となる．乳児あるいは3歳児健診で包茎を指摘されて来院する患児は少なくない．一般に包茎は包皮と亀頭との相互関係による仮性包茎（用手で亀頭を翻転露出可能）と真性包茎（包皮の開口部が狭く硬いため亀頭を完全に露出できない）とに分類されているが，それはむしろ年長児，思春期以降の分類であって乳幼児には当てはまらない．

■ 外性器

3. 評価と鑑別，見逃してはならない疾患

　3〜4歳ごろになって包皮内板と亀頭との間に間隙を生ずるので，無理にこれを剝離する必要はない．亀頭部全体ではなく外尿道口部が顔を出す程度の包皮口があれば十分であり，そのまま経過をみてよい．

　従来，手術適応と考えられていた排尿時に包皮が風船のように膨らむほどの開口部の狭い包茎のほとんどは，布おむつなどによる亀頭包皮炎後の瘢痕形成によるものと考えられており，副腎皮質ホルモン・抗菌薬含有軟膏（リンデロン®-VG軟膏など）を1日3回ずつ，4〜6週間塗布することにより，手術せずに治癒することが可能である．

　したがって乳幼児の包茎の手術適応は，強度の排尿障害を伴うものに限られ，数百人に1人程度のきわめてまれなものである．

4. 治療と経過観察

　何が病的に当たるかを以下に示す．
①尿線細小とバルーニング：包皮口がピンホール状となっており，排尿時に包皮全体が風船状になりながら糸のような細い尿線のみられる状態を呈するもの．ときに腹圧をかけて，努力排尿をするようなものの場合には，高度な膀胱逆流現象が共存していると水腎症になりやすいこともある．
②とっくり型や長いひょっとこ口の型をして，かつ先端がピンホール状であるものはあまり改善ができない．同じピンホール状でも，包皮輪周囲の組織がうすっぺらなものは（単純平坦型），手術適応にはならない．
③亀頭包皮炎を繰り返して，瘢痕化をきたしたもの．無理に包皮をむき出そうとすると

外傷性瘢痕となることがあり，注意が必要である．
④尿路感染症を繰り返す場合．
⑤嵌頓包茎：亀頭部が何かの拍子に（多くは勃起時）狭い包皮口から滑り出し，首絞め状態になったものをいう．この状態は包皮口がピンホール状の真性包茎では起こらず，亀頭部が少し露見しているようなものに起こりやすい．一度でもこの状態を起こしたら，絶対的手術適応がある．

5. 予後

　生理的包茎は自然に軽快するので心配はいらないが，以下，2つのクエスチョンをあげておく．
①包茎があると将来，陰茎がんになりやすいか？
　包茎手術でがんの発生抑制にはならない．包茎による陰茎がんの危険性はきわめて少なく，むしろ，衛生面での関与のほうに意義がある．ヒトパピローマウイルス（human papilloma virus：HPV），特に16型が陰茎がんの発生に関与している．
②割礼および非宗教的包皮切開とは？（→ Memo 参照）

📋 Memo

割礼および非宗教的包皮切開

　新生児の非宗教的包皮切開の割合は，イギリス1%，ニュージーランド10%，オーストラリア30%，カナダ30%，アメリカ80%である．アメリカ小児科学会は，包皮切開を全面的には推奨してはいない．包皮切開の良い面と悪い面から，養育者に判断に必要な情報を与えている．すなわち，

　包皮切開をする理由：1歳までに尿路感染症になる確率は1/1,000であるが，包皮切開を

しないと 1/100 まで高くなる．陰茎がんの発症率が低下する．

しかし，切開の有無にかかわらず，もともとまれながんである．HPV が陰茎がんの発生に関与しているために，切開すると衛生的であることが主因といえる．

包皮切開をしない理由：あくまでも手術なので出血，感染など問題はわずかであってもと存在する．包皮が亀頭を包んでいるのには意味がある．包皮がないと亀頭がヒリヒリしてかえって痛い．将来の性生活において，亀頭が敏感でなくなってしまう．

宗教的な包皮切開である割礼はともかく，社会的習慣として包皮切開をすることに医学的根拠は乏しいといえる．

余談だが，乳児は割礼の痛さを記憶しており，生涯にわたって，疼痛への反応に影響を及ぼすことが知られている．また，古く古代から血友病が遺伝することを，割礼施術者は経験的に知っていたという．

6. 専門施設への紹介

3 歳で包皮輪狭窄かどうかがわかるので，手術適応を考える時期といえる．

真性包茎で手術に至るものは 20 ～ 30% 程度とされる．以上の適応に該当しない場合は，無理をせずに外尿道口が見えればよいと説明して，10 歳まで待機する．なお，嵌頓包茎は，絶対的手術適応である．

文献

1) American Academy of Pediatrics. How to Care for Your Baby's Penis. https://www.healthychildren. org/English/ages-stages/baby/bathing-skin-care/ Pages/Caring-For-Your-Sons-Penis.aspx（2019 年 1 月 7 日アクセス）

外性器

34. 小陰茎（ミクロペニス）

Key Points

- 定義・原因・生理：ミクロペニス（micropenis）は伸展した陰茎長が年齢別基準値の Mean －2.5SD 以下で，かつ尿道下裂など形態の異常を伴わないものと定義される．小陰茎（ミクロペニス）は，在胎 14 週以降のアンドロゲン合成障害に起因する．
- 治療・対処法：乳幼児期のミクロペニスは，安心して立ち小便できる陰茎サイズ（伸展した陰茎長 3.0 ～ 3.5 cm 以上）を確保することである．思春期のミクロペニスは，同年齢の健康児と同様の二次性徴を確保し，男性としての gender identity に不安を抱かせぬことである．乳幼児期，思春期のミクロペニスのいずれも，テストステロン製剤を筋注する．
- 養育者への説明：性分化疾患を鑑別精査するが，特発性（原因不明）ミクロペニスの頻度が高い．テストステロン製剤の効果は十分に期待できる．

はじめに

日本人では，日齢 1 以降の新生児期で 2.4 cm 未満，6 か月時で 2.6 cm 未満，1 歳 6 か月時で 2.8 cm 未満，3 歳時で 3.0 cm 未満を目安とする．伸展陰茎長は，非勃起時に陰茎を十分に伸展させた状態で恥骨結合から亀頭先端（包皮先端ではない）まで陰茎背面の距離で測定する．測定時には，恥骨結合や陰茎基部の皮下組織厚による誤差を最小限にするよう努める．

1. 定義

ミクロペニス（小陰茎，micropenis）とは，伸展した陰茎長が年齢別基準値の Mean －2.5 SD 以下で，かつ尿道下裂など形態の異常を伴わないものと定義される．日本人小児の陰茎長の基準値を示す[1, 2]（図 1，2）．

2. 病態生理

ミクロペニスは，アンドロゲン合成障害に起因する．在胎 14 週以降の内分泌学的異常でミクロペニスとなる．

主な原因として，低ゴナドトロピン性性腺機能低下症，高ゴナドトロピン性性腺機能低下症（精巣機能不全），アンドロゲン合成障害・作用異常症と特発性（原因不明）があげられる．なかでも，ゴナドトロピン放出ホルモンを十分に産生できない視床下部機能不全による低ゴナドトロピン性性腺機能低下症が多く，代表的な疾患に Kallmann 症候群，Prader–Willi 症候群がある．高ゴナドトロピン性性腺機能低下症では，性腺異形成症，精巣退縮症候群や Robinow 症候群がある．アンドロゲン合成障害には 5α還元酵素（type 2）欠損症が知られている．

上述の性分化疾患に分類される以外に，特発性（原因不明）ミクロペニス（idiopathic micropenis）として確定診断に至らない症例が多いことが実際である．なかには，遺伝子検査で診断される症例もある．

108

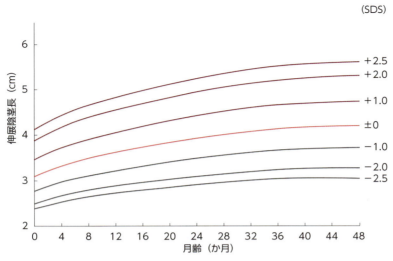

図1 伸展陰茎長横断的成長曲線（月齢0〜48）（文献1）より引用）

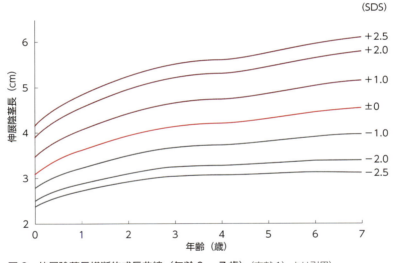

図2 伸展陰茎長横断的成長曲線（年齢0〜7歳）（文献1）より引用）

3. 評価と鑑別

ミクロペニスの鑑別診断には，埋没陰茎，翼状陰茎，陰嚢の形状異常を視診で鑑別する．なお，性染色体検査，詳しい内分泌学的検査，遺伝子検査については成書を参照のこと．

①埋没陰茎（buried penis）は陰茎全体が周囲皮膚に埋まったような形をとるものをいう．陰茎皮膚の不足や筋膜の付着異常によって，陰茎が皮下に埋没した状態である．皮下に埋没しているため小さく見えるが，陰茎は正常な発達をしている．肥満のときによくみられる．

②翼状陰茎（webbed penis）とは，陰茎腹面の皮膚がほとんどなく陰嚢の皮膚が陰茎腹側につながっている状態のことである．陰茎皮膚の包皮が陰嚢皮膚と癒合して，あたかも水鳥の水かきのような形をとるものを

いう．必ずしもミクロペニスを合併するとは限らないが，外陰部診察のチェック項目である．
③襟巻き陰嚢（shawl scrotum）は陰嚢がペニスの上まで覆って，陰茎が襟巻きを巻いているような陰嚢の形態異常である．Aarskog症候群の外性器異常として有名であり，必ずしもミクロペニスを合併するとは限らないが，外陰部診察のチェック項目である．

外性器全体のアンドロゲン作用について，男性外性器形成障害を対象ステージングで評価するQuigley分類[3]がある．

4. 治療と経過観察

a 乳幼児期のミクロペニス

この時期の主要治療目標は，患児が公共施設などの便所において，安心して立ち小便できる陰茎サイズ（伸展した陰茎長3.0〜3.5 cm以上）を確保することである．このため，以下のいずれかの条件に該当する例を治療対象としている．

①伸展した陰茎長が2.5 cm以下である．
②伸展した陰茎長が2.5〜3.0 cmで，かつ家族・本人の不安が大きい．
③陰茎サイズ・形態の要因のため，立ち小便が困難である．

治療は，テストステロン製剤であるエナルモンデポー®（油溶性注，125 mg/mL）の少量筋注投与をする．1回25 mg単回投与により，通常陰茎長は0.5〜1 cm増大する．効果が不十分のときには，1〜2回同量のエナルモンデポー®を投与することができるが，骨年齢の異常促進がないことを確認する必要がある．

b 思春期のミクロペニス

この時期の主要治療目標は，同年齢の健康児と同様の二次性徴を確保し，男性としてのgender identityに不安を抱かせないことである．特に同級生と互いに裸身をさらす機会が多い場合には，あらかじめ治療を完了しておくことが大切である．治療開始時期の目安は暦年齢12〜13歳とする．本人が外性器の発育不良を全く気にしていない場合は，治療開始時期を少し遅らせてもよい．エナルモンデポー®は1回25 mg，月1回筋注投与から開始し，6か月〜1年ごとに1回投与量を50 mg→100 mgと漸増する．また，市販薬に男性ホルモンクリーム剤「グローミン®」があり，治療使用することがある．治療中，骨年齢を6か月ごとにチェックし，暦年齢と骨年齢の進行が一致するように投与量を調節する．伸展した陰茎長が8 cmに達した段階で，治療の継続の可否について患児・家族と話し合う．

5. 専門施設への紹介

「病態生理」の項で述べた疾患について，確定診断をすることが大切であり，小児内分泌専門医のいる施設に紹介をする．

文献

1) Ishii T, et al. Horm Res Paediatr 2014；82：388-93.
2) Fujieda K, et al. Acta Paediatr Jpn 1987；29：220-3.
3) Quigley CA, et al. Endocr Rev 1995；16：271-321.
4) Paris F, et al. Int J Androl 2011；34：e518-25.

泌尿器

35. 尿が泡立つ

Key Points
- 定義・原因・生理：尿の泡立ちは，尿比重，尿pH，尿蛋白，尿ウロビリノゲンが主要因である．
- 治療・対処法：健常児でもみられる現象だが，特に蛋白尿を呈する腎疾患の鑑別が必要である．
- 養育者への説明：尿の泡立ち（泡沫化，発泡現象）の病態生理を説明する．

はじめに

便器に排尿をした後に尿が泡立っていたり，あるいは採尿コップの尿が泡立っていて不安となり，外来受診される場面をたびたび経験する．腎炎やネフローゼ症候群の既往がある患者では，いっそう心配になってしまう．健康な子どもたちでも尿が泡立つことがあり，質問されることもある．いったい，どうして尿が泡立つのだろうか？

1. 定義

尿の水面上に尿の薄い膜で隔てられた気泡がたくさん集まった状態を「尿が泡立つ（泡沫）」（foamy urine, urine bubbles）という．

2. 病態生理[1,2]

尿が泡立つ（泡沫化，発泡現象）には，いくつかの因子が複雑に関係し合っていることを整理しておく．排尿時の流体力学的因子として，尿の流量，流速，方向，圧力，反発力（反発係数），尿道の直径，排尿位置と便器表面までの高さなどがある．尿表面張力に関係する因子として，気温，尿の酸性度，尿比重，尿中界面活性物質，溶質内容，水洗便器表面の水の硬度などが関係する．

気泡の膜をつくっている尿は絶えず流れ，蒸発し，収縮している非平衡の状態にある．気泡がたくさん集まって泡沫化するには尿と空気との界面状態を安定化することが大切である．この気泡をつくるには表面張力が小さいことが重要であり，界面活性物質によって液体表面に吸着膜をつくり，気泡を安定化する．

尿中界面活性物質として，尿蛋白（主にアルブミンをいうが，その他にミクロアルブミン），抱合型胆汁酸生成物，抱合型ビリルビン代謝物（特に尿中ウロビリノゲン）がある．

尿表面張力を低下させる環境には，濃縮尿（尿比重の増加），尿の酸性化（pH5.0）があげられる．

3. 評価と鑑別，見逃してはならない疾患

尿検査で，尿比重，尿pH，尿蛋白，尿ウロビリノゲンを確認する．

瞬時に尿の泡立ちが消泡する場合は，病的でないことが多い．健常児でも，急いで排尿した場合，便器に界面活性剤を含んだ洗剤が付着していた場合，夏季などの高温環境による**脱水症**（軽症）の場合などで界面活性物質がみられる．

病的には，①尿比重が高くなる**脱水症**（軽症～中等症），②尿蛋白増加による疾患として**腎炎**，**ネフローゼ症候群**，**膀胱尿管逆流症**（尿路感染症を合併していることあり），**糖尿**

111

病，③ウロビリノゲンが増加する疾患として**急性肝炎**，**便秘**，**腸閉塞**，**溶血性貧血**などがある．

4. 治療と経過観察

検尿結果から，鑑別疾患の精査必要性，治療について方針を決定する．

尿の泡立ちからビルハルツ住血吸虫 *Schistosoma haematobium* の診断をする

ビルハルツ住血吸虫症は，マラリアに次ぐ寄生虫症である．アフリカの広い地域，中近東の一部に分布をしている．終宿主はヒトに限られており，中間宿主はブリヌス属の淡水貝である．成虫は膀胱周囲静脈叢に寄生し膀胱壁で産卵，虫卵は膀胱内に脱落し尿とともに体外に排泄される．主症状は血尿，蛋白尿と排尿障害である．診断は特徴的な棘状突起のある虫卵を尿沈渣中に検出する．

しかし，鏡検で虫卵を確認することは現地では困難であり，簡易的方法が求められている．尿試験紙検査（dipstick test）で，蛋白尿（アルブミン）潜血を確認後，尿を振盪して泡立ちの程度と虫卵数との相関から，ビルハルツ住血吸虫症感染症の重症度が判断できる．ここで，尿の泡立ちを利用する理由として，尿試験紙検査では検出できないアルブミン以外の$α_1$-グロブリン，$α_2$-グロブリン，$β$-グロブリン，$γ$-グロブリンの存在が確認できるからである．引用した文献では，医療環境が十分でないコンゴで，安価でビルハルツ住血吸虫症を迅速診断できる尿の泡立ち検査を報告している[3]．もともと侵淫地域という事前確率が高いところでの簡易検査だが，尿の泡立ちを利用したアイディアは興味深い．

文献

*1）小原洋右．日医大誌 1971；38：216-24．
2）Perryman PW, et al. J Physiol 1935；85：128-44.
3）Sheele JM, et al. Pediatr Int 2016；58：1243-5.

発熱

36. 微熱

 Key Points

- 定義・原因・生理：小児の微熱とは，腋窩温 37.0〜38.0℃（成人では 37.5〜38.3℃）の軽度の発熱であり，この発熱が一定期間続く場合に微熱と呼ぶ．養育者の「微熱」に対する不安（結核などの慢性疾患が潜んでいる）が大きく，主訴としてよくある．
- 治療・対処法：「病的な微熱」を見逃さないように，経過観察をする．
- 養育者への説明：「いわゆる微熱」は正常体温のことであり，病的な徴候を伴ってはおらず心配はない．正常体温には個人差があるので，健常時の体温を測定して知っていることが大切である．
- 何らかの感染症罹患後から体温測定をして，なかなか体温が 37.0℃以下にならない．あるいは，スイミングクラブに参加する際の事前体温がいつも 37.5℃前後であり，病的ではないかと不安になり，「いわゆる微熱」を主訴に来院することが多い．
- 普段の体温との違いが判別できるようにしたい．正しい体温測定方法を指導することも重要である．

はじめに

微熱は英語表記では low grade fever と呼ぶことが一般的であるが，何となくしっくりとはしない．西暦1700年代には微熱は febricula と呼ばれたが，1900年代前半以降死語となっており，スペイン語圏以外では使用されなくなっている．この febricula のほうが，日本語の微熱に合っていると思う．ちなみに，fever はラテン語の fovere が由来で，普段の体温が高くなった状態 "to warm" のことを意味する．

普段の体温とは，2歳以上では直腸温が 36.1〜37.8℃をいう．成人腋窩温で 37.0℃を正常体温上限とすると，小児の正常体温は高いことになる．大人の感覚で体温を論じると混乱を招く．また，体温は測定時間で異なり，体温は午前2〜6時にかけて低く，午後5〜7時にかけて高くなる．このように考えると，直腸温 38℃以上が発熱であり，微熱とはいったい何なのか？ と首をかしげたくなる．

1. 定義

小児の微熱とは，腋窩温 37.0〜38.0℃（成人では 37.5〜38.3℃）の軽度の発熱であり，この発熱が一定期間つづく場合に微熱と呼ぶ．「病的な微熱」とは，この微熱の定義のもとで，心因性ないし身体疾患（器質的疾患）を伴う場合をいう．

 Memo

微熱にかかわる温故知新

微熱を解説するのは，誠に難解である．何となく理解はできるが，かなり漠然とした言葉である．そこで，過去から微熱について論じられている文献を参考に考えてみたい．引用は，1966年4月発行の村上勝美監修「小児の微症状―病気と健康とのあいだ―」（医学書院）の

113

■ 発熱

第3章 微熱と発汗の異常（執筆者：石田文太）からである.

微熱の定義 成人の微熱とは,「37.1〜38.0℃までの軽微な熱が, 全日数の6から7割以上も出てしかも, 1か月以上つづき, その原因が掴めぬもの」をいう[1].

村上は微熱とは通俗的な表現であり, 小児では,「いわゆる微熱」と病的な微熱を区別すべきとしている[2]. 小児の発熱は「37.0〜38.0℃の体温を示し, 慢性に長期に経過する, 感染性疾患および体質性高体温症などの際に用いられるもの」と解して, これに病的な意義を付している. 小林も成人の範囲の広い意見に従って, 37.0〜38.0℃の慢性発熱とするのが妥当ではないかと述べている[3]. しかし, 小児では健常でも37.5℃前後の体温を示すことがあるので, 成人の場合の基準を受け入れるには難点がある.

この引用書では, 微熱を呈する小児の主要疾患として体質性高体温症, または体質性微熱 (Konstitutionelle Subfebrität), 成長熱 (Wachstumsfieber), 結核症, 寄生虫および貧血症, 後発熱 (Nachfieber), 中枢神経系疾患, 気候熱 (Klimatisches Fiber, 夏季熱), 諸種感染症その他をあげている.

小児の体温調節機構を理解して, 生理的な高体温を病的な微熱として見誤らないようすべきであると結んでいる.

微熱に対する考え方 1958（昭和33）年の小林の報告では, 入院患者について37.0〜38.0℃の発熱が10〜14日間持続したものを微熱として取り扱い, 確定例のみを選んだところ, 微熱を認めた者は1,252例中114例であり（9.1%）, 表1のごとくであった. 結核性疾患, 鉤虫症が目立っている. 現代に生きるわれわれも, 微熱のイメージには結核への畏怖の念が根底にあるといえる.

今日の疾患構成の変化と臨床検査の進歩は,「病的な微熱」の存在を大きく減少させている. 平成の時代となり, 微熱に対する語感に変化がみられてもよいと思う.

表1 微熱発現疾患およびその頻度

疾患名	例数	%
結核性疾患	43	37.7
鉤虫症	18	15.8
後発熱	11	9.6
潜在性感染症	11	9.6
血液疾患	8	7.0
脳性熱	4	3.5
夏季熱	2	1.8
体質熱	2	1.8
腎炎・ネフローゼ	10	8.8
その他	5	4.4
計	114	100.0

2. 病態生理

微熱が「正常範囲内の体温」なのか「病的な微熱」なのかを見極める必要がある.「正常範囲内の体温」としての微熱は, 熱産生と熱損失のバランスの変化による受動的な体温異常であり,「病的な微熱」は, 発熱物質 (pyrogens) による能動的な体温異常（発熱）と理解できる.

「病的な微熱」とは37.0〜38.0℃の体温が1か月以上持続することであり, 発熱以外にも何らかの病的な徴候が存在するはずである. 微熱の原因疾患を診断する手がかりを得るために, 問診と系統的な全身の診察が必要となる.

通常, 養育者の判断によって, 微熱を主訴として来院する. 養育者の不安, 判断基準とは何かを整理しておくことも大切かと思う. Schmitt（1980年）の報告以来, 発熱恐怖 (fever phobia) といって, 発熱による脳障害, その他重篤な後遺症をきたすことを不安に思う心理状態が注目されている. 微熱ではないが, 高熱時に養育者の不安 (fever phobia)

で夜間救急診療所を受診することを耳にする．発熱や微熱を考える場合には，養育者の心理状態が受診の判断を左右することに留意する[4]．

3. 評価と鑑別，見逃してはならない疾患

患児の全身状態が重篤でない場合には，無治療で経過を観察することも大切である．経過観察中に診断が明らかになることもある．また，微熱が自然に消退することもある．

感染症，膠原病および悪性疾患などが潜在している可能性は否定できないが，すべて網羅的な検査をすることは現実的ではない．一般的な臨床検査で篩にかけることにとどめておく．不要な投薬は行わない．臨床検査に異常がなく，患児の全身状態が重篤でない場合には，無治療で経過を観察することも大切である．経過観察中に診断が明らかになることもある．また，微熱が自然に消退することもある．

ただし，鑑別疾患として，**感染症，自己免疫疾患，血液，腫瘍疾患，甲状腺機能亢進症，薬剤性発熱（drug fever），詐熱**などには留意をすること．

不定愁訴としての微熱は，明らかな器質的病変がないにもかかわらず，比較的全身状態がよく，倦怠感，食欲不振などを伴っている場合である．不登校のサインであったりする．

4. 治療と経過観察

微熱とは1か月以上続く発熱であり，多くは正常体温である．一般的な臨床検査で異常のない場合には，心配する必要はない．微熱以外の症状がみられたなら精査をすべきであり，経過観察も大切である．

文献
1) 諸岡洋一．医学研究 1960；30：2853-70．
2) 村上勝美．小児の微熱．起り易き診療上の過誤とその注意3巻，診断と治療社，1953，95-109．
3) 小林収．小児の体温と発熱，金原出版，1958．
4) Rupe A, et al. Clin Pediatr (Phila) 2010；49：172-6．

発熱

37. よく熱を出す

Key Points

- 定義・原因・生理：「よく熱を出す」が主訴の場合，免疫不全症が潜んでいることに留意する．特に，成長障害を伴っている場合には注意が必要である．PFAPA症候群のように頻度が高く，習慣性扁桃炎として経過をみられている例もある．
- PFAPA症候群はシメチジン，プレドニゾロンで治療可能で，12歳ごろに自然寛解する．

はじめに

小児科外来で，「よく熱を出す」と相談されることは多い．おおむね，ウイルス性呼吸器感染症を繰り返すことが原因だろうが，安易に成長とともに元気になるからと言ってよいのであろうか．なかには，まれな免疫不全症や自己炎症性疾患（周期性発熱症候群）を警告する症状である可能性もあり，注意して診察することが大切である．

1. 定義

保育園通園や受動喫煙なども易感染性に影響を与えるが，健康な小児でも，年間に6回程度の感染症罹患はありうる．無熱期には健康であり，成長・発達への影響はない．

注意すべき「よく熱を出す」とは，①健常児が日常経験する水痘のような感染症でも，罹病期間が長く重症化する，②1歳以上になっても，鵞口瘡やカンジダ皮膚炎がある，日和見感染の原因となる微生物に感染する，③生ワクチン接種後，接種ワクチン株により当該感染症を発症した，などの場合をいう．

2. 病態生理，評価と鑑別

a 免疫不全状態がなくとも，易感染性となる病態

中耳炎（耳管），尿路感染症（膀胱尿管逆流），肺炎（胃食道逆流症）などの解剖学的・器官構造異常が関与する場合には，頻回に感染を繰り返す．アレルギー性鼻炎や気管支喘息を気道感染症と誤診している場合もある．

b 続発性免疫不全症

低栄養，低蛋白血症，微量金属欠乏，ビタミン欠乏は易感染性の原因となる．無脾症や脾機能不全状態にあると莢膜を有する細菌感染症になりやすい．低ガンマグロブリン血症になりやすい疾患としてヒト免疫不全ウイルス（Human immunodeficiency virus：HIV）感染，先天感染症（先天性風疹症候群，先天性サイトメガロウイルス感染症など）や染色体異常症（21–トリソミーなど）がある．ほかにも薬剤性，血液腫瘍疾患などがあげられる．

c 原発性免疫不全症

免疫系は，自然免疫系（自己炎症性疾患），B細胞による液性（抗体）免疫系，T細胞やナチュラルキラー（natural killer：NK）細胞による細胞性免疫系，好中球やマクロファージ

などによる食細胞系，補体系に大別され，原発性免疫不全症は先天的に免疫系のいずれかの部分に欠陥がある疾患の総称である．ここでは原発性免疫不全症の各論は詳述しない．

自己炎症性疾患に属するPFAPA症候群は，臨床現場で最も経験する疾患である．PFAPA症候群とは，periodic fever, aphthous stomatitis, pharyngitis and adenitis syndromeの略で，5歳未満に発症する繰り返す発熱にアフタ性口内炎，咽頭炎（ないし扁桃炎）および頸部リンパ腺腫大を伴う小児の病気であり，習慣性扁桃腺炎として見逃されている可能性が高い，「よく熱を出す」疾患である[1]．

3. 病歴

成長発達歴（成長曲線を作成），予防接種歴，投薬歴，続発性免疫不全症の原因となる情報，発熱を繰り返した疾患，起因菌，家族歴を聴取する．「原発性免疫不全症を疑う10の徴候」[2]を参考にする．

4. 身体所見

体格・体型・栄養状態を確認する．口蓋扁桃の欠損，全身のリンパ腺腫大の存在，肝脾腫の有無，皮膚〔湿疹，脂漏性湿疹，膿瘍，部分白子症（眼皮膚白皮症, oculocutaneous albinism）など〕，鼓膜所見，粘膜病変を確認する．

5. 検査所見

血算，血液像，白血球形態異常，リンパ球数，血小板サイズ，フローサイトメトリーによるリンパ球サブセット（CD4，CD8，NK細胞，B細胞），免疫グロブリン（IgG，IgA，IgM），IgGサブセット，補体，好中球機能な

どを検査するが，診断アルゴリズムを参考にする[3]．

6. 治療と経過観察

各疾患により異なる．PFAPA症候群ではシメチジン，プレドニゾロンで治療可能である．

7. 予後

各疾患により異なる．PFAPA症候群は12歳ごろに自然寛解する．

8. 入院の必要性

原発性免疫不全症が疑われた場合には　専門家との相談で考慮する．

9. 診療に役立つツール

①厚生労働省原発性免疫不全症候群調査研究班（2010年改訂）．原発性免疫不全症を疑う10の徴候―患者・プライマリーケア医師へ向けて―．http://pidj.rcai.riken.jp/10warning_signsJ_110107.pdf（2019年1月7日アクセス）

②患者・家族のための原発性免疫不全症候群疾患概説書．http://pidj.rcai.riken.jp/genpatsuseimenekifuzen.pdf（2019年1月7日アクセス）

文献

1) 稲毛康司．小児内科 2013；45：1154-5.
*2) 厚生労働省原発性免疫不全症候群調査研究班（2010年改訂）．原発性免疫不全症を疑う10の徴候―患者・プライマリーケア医師へ向けて―．http://pidj.rcai.riken.jp/10warning_signsJ_110107.pdf（2019年1月7日アクセス）
3) PIDJ．原発性免疫不全症候群　診断の手順．http://pidj.rcai.riken.jp/public_shindan.html（2019年1月7日アクセス）

痛み

38. 乳児コリック（3か月コリック）

Key Points

- コリックや夜泣きの「泣き」を他覚的に判断する指標として，cry/fuss の持続時間のパーセンタイルチャートを参考にしたい．
- 十分な鑑別疾患の後に，Wessel の"rule of threes"をコリックの定義として診断するようにする．
- コリックの原因について，新知見が報告されている．コリックの病態を腸内細菌叢の変化による腸内微生物相－腸－脳相関インバランスから解明する手法に期待したいところであるが，コリックは母乳栄養児と人工栄養児ともにみられる症状であり，腸内細菌叢の変化だけでは説明しきれないといえる．
- 養育者に十分な安心と納得がいく説明をして，信頼関係を構築することが大切である．

はじめに

乳児コリック（infantile colic）は，生後3か月ごろの健康な乳児（性差に関係なく）が発作的に痛みを訴えて激しく啼泣をするために，3か月コリックとも乳児臍仙痛とも呼ばれる．原因不明であるが，self-limited の良性疾患である．

しかし，crying（何かを要求する啼泣）/ fussing（むずがる）以上の激しい啼泣（excessive crying）により，養育者は焦燥感，罪悪感にさいなまれてうつ状態に陥ること，子ども虐待の一つである乳幼児揺さぶられ症候群を引き起こす衝動に駆り立てられることがある[1]．

Wessel らが，1954 年に「colic」として提唱したのが始まりである．それ以後 60 年以上が経過したが，ここでは乳児コリックを理解するうえでの，これまでの知見を中心に解説する．

1. 定義

Wessel らの"rule of threes"が一般的に認められた定義である[2]．その後改変されてはいるが，1日に3時間，1週間に3回以上の発作的な啼泣が3週間以上続き，かつ健康で発育に問題のない乳児で3〜6か月ごろまでに自然に治まる発作的な啼泣を乳児コリックと定義する．

2016年の Rome IV 基準では，①生後4か月以内に発症して，かつ終息をする，②明らかな原因が認められず，抑えようのない突発的な啼泣と易刺激性が反復かつ遷延する，③体重増加不良がなく，④1日に3時間以上の激しい啼泣が少なくとも1週間に3日間以上みられる機能性消化管疾患と定義される[3]．

2. 病態生理

この啼泣の原因は解明されていないが，便細菌叢の変化，乳糖不耐症，セロトニン過分

泌などの消化管機能異常に起因する腹痛と想定されている．ほかには，母親の妊娠中喫煙，育児機能不全なども取り上げられるが明らかではない．

どうしてコリックが消化管障害によると推測されているのかというと，啼泣時に足を屈曲して，腹痛に耐えるような顔をするからである．語源的には，「コリック（colic）」とはギリシャ語の"kolon"の形容詞である"kolikos"から引用された用語で，消化管障害に由来する腹痛を暗に意味している．

しかし，腸管ガスによる腹部膨満はなく器質的消化管疾患は否定的であり，ミルクアレルギーが原因と疑われている．また，モチリンによる腸管蠕動亢進が腹痛の原因と考えられてもいる．コリックが腸管炎症と関連がある可能性を，炎症性腸疾患の病勢マーカーである便中 calprotectin が高値なことから示唆する報告があるが，否定的な報告もあり結論は出ていない[4]．

コリックを有する乳児の便細菌叢を調べたところ，ガス産生をする腸管内発酵性グラム陰性菌群である *Enterobacter*, *Escherichia*, *Klebsiella* が多い．人工栄養児に限ってみては母乳栄養児の便細菌叢よりもアンモニア濃度が高く，*Bacteroides fragilis*, *Enterobacteriaceae*, *Clostridioides* (*Clostridium*) *difficile* が多くみられており，コリックの原因に腸内微生物相–腸–脳相関インバランスが関係している可能性を示唆している[5]．しかし，後述するが，母乳栄養児のコリックには *Lactobacillus reuteri* (strain DSM 17938) が効果的であるが，人工栄養児のは効果がないなど，原因解明の一助にはなるが，明解な説明には至ってない．

社会心理的要因も考慮されるが，明らかな証左はない．また児の気性に問題があるわけでもない．養育者は自分の育児が下手なのが要因と考えるが，これも否定的である．しかし，両親の不安や疲労が家庭機能不全につながり，両親と乳児ともに悪影響をきたす可能性はある．

神経発達の面では，コリックの泣きは，健康な乳児の啼泣以上に泣く excessive crying 以外は，啼泣のピーク（crying peak）は生後 6 週であり，夕刻から 22 時ごろ（evening）までと，一般乳児と同じである．4 か月以降に成長とともになくなっていくため，精神発達過程の成熟が啼泣を制御している可能性が推測される．

3. 評価と鑑別，病歴

典型的なコリックは病歴から診断は可能である．夜泣きや啼泣を呈する多数の疾患を鑑別する必要があるが，詳細は他書を参考にしてほしい．除外診断後に，Wessel の "rule of threes" に合致していれば，コリックの診断は可能である．

病歴では，「いつ啼泣があるか？」が肝心である． 定型的なコリックの啼泣（colicky crying）は，夕刻から 22 時ごろにかけてみられる．

啼泣の持続時間は，一般的な乳児の啼泣時間とは異なる．cry/fuss の持続時間（分）のパーセンタイルチャート（「21．夜泣き」図 1）を参考にしてもらいたい．月齢 3〜4 か月の excessive crying である 95 パーセンタイル以上の啼泣持続時間を参考にして判断する[6]．

4. 身体所見，検査所見

特徴的な所見はなく，仮に何か異常があれば，ほかの疾患を鑑別することになる．

■ 痛み

5. 治療[7]と経過観察

両親にコリックは self-limited の良性疾患であることを説明し，安心・納得してもらうことが大切である．

プロバイオティクスとして，母乳栄養児には *Lactobacillus reuteri*(strain DSM 17938)が，副作用なく効果的との報告がある．残念ながら，人工栄養児には効果はない．

薬物療法では期待されるものはない．Simethicone（シリコーンの1種）は効果がなく，Dicyclomine（抗コリン薬）は効果がみられるも副作用が多く，6か月以下の乳児には禁忌である．国内では，合剤にコランチル®がある．プロトンポンプ阻害薬でも，何ら効果はみられない．

食事（栄養）療法としては，母乳栄養児の場合には，母親に低アレルゲン食を摂食してもらうとコリックが消失することはないが，かなり減少するとされる．低アレルゲン食として，牛乳，鶏卵，大豆などを除去してもらい，3〜6か月経過したら，低アレルゲン食を中止する．人工栄養児では，大豆乳ではなく蛋白加水分解乳を用いる[6]．いずれの方法も，養育者にコリックに対しての十分な説明をしても，安心・納得が得られないときに実施を考慮する．

マッサージ，カイロプラスティック，鍼療法，薬草ハーブ療法などもあるが，一定の効果はみられない．カイロプラスティックでは，筋骨格系の損傷をきたすこともあり，危険性への配慮が必要である．

6. 予後

遷延する啼泣，夜泣きと異なり，コリックは精神発達に影響はないとされる．

a 片頭痛

コリックは小児期片頭痛の初期症状の可能性がある[8]．前方視的に前兆を伴わない片頭痛は乳児期にコリックを経験した小児に多い．このコリックと片頭痛との関連を説明する根拠はないが，カルシトニン遺伝子関連ペプチド（calcitonin-generelated peptide：CGRP）が両疾患の疼痛に関係している可能性が推測されている．

b 気管支喘息とアトピー

コリックとアレルギー疾患との関連は不明確である．食物アレルギー，アトピー性皮膚炎，アレルギー性鼻炎との関連があるとする報告があるが否定的な報告もあり，解決されていない[9]．

7. 専門施設への紹介

診断が確定している場合には，専門施設への紹介は必要でない．養育者に十分に説明をして安心・納得してもらう．

文献

*1) Barr RG, et al. Child Abuse Negl 2006；30：7-16.
*2) WESSEL MA, et al. Pediatrics 1954；14：421-35.
3) Zeevenhooven J, et al. Pediatr Gastroenterol Hepatol Nutr 2017；20：1-13.
4) Olafsdottir E, et al. Acta Paediatr 2002；91：45-50.
*5) Savino F, et al. Acta Paediatr 2017；106：573-8.
*6) Wolke D, et al. J Pediatr 2017；185：55-61.
7) Johnson JD, et al. Am Fam Physician 2015；92：577-82.
8) Sillanpää M, et al. Cephalalgia 2015；35：1246-51.
9) Savino F, et al. Acta Paediatr Suppl 2005；94：129-32.

和文索引

あ

青色の便　48
青ゴムまり様母斑症候群　87
アクアポリン–2 蛋白　39
あぐら座位　101
頭ふり　81
頭をぶつ　78
軋轢音　103
アトピー性皮膚炎　92
アトモキセチン塩酸塩　57
アヒルの子時代　11
アポクリン臭汗症　61
アレルギー性鼻炎　93
アロディニア　79
鞍上部のグリオーマ　3
アンドロゲン合成障害　108
アンドロゲン症　64

い

胃食道逆流症　16, 80
一次性多飲症　40
遺伝性出血性毛細血管拡張 Ren-
　du-Osler-Weber 症候群　14
いらだった泣き　72
陰茎がん　106
陰茎長　108

う

ウイルス感染後咳嗽　16
右胸心　20
うちわ歩行　100
うつ病　75
ウロビリノーゲン　46

え

腋窩温　113
腋窩リンパ節　33
腋臭症　61
エクリン臭汗症　61
エストロゲン含有食肉摂食　70
襟巻き陰嚢　110
円形脱毛症　84
延髄網様体　50

お

黄色便　47
横断的成長曲線　52
嘔吐恐怖　42

横紋筋肉腫　14
大うつ病　75
オレンジ色の便　48

か

外陰部臭　62
外傷性脱毛症　86
外旋歩行　100
外胚葉異形成症　11
灰白色〜白色便　48
回避・制限性食物摂取症　42
回避・制限性食物摂取障害　42
改変 Ferriman-Gallwey スコア
　67
潰瘍性腺腫瘍症候群　33
踵→つま先　98
顎関節症　104
過剰水分摂取　40
下唇小帯　10
仮性包茎　105
家族性自律神経失調症　87
家族性低身長症　56
片脚起立過伸展テスト　96
下腿外捻　101
下腿内捻　100
カップ耳　28
割礼　106
化膿性椎間板炎　94
仮面他臭症　6
可溶性インターロイキン 2 受容
　体　33
体がキャベツを煮た臭い　62
体, 尿がキャベツを煮た臭い
　62
体ゆすり　79, 81
カルシトニン遺伝子関連ペプチド
　120
環境温　92
かんしゃく　82
眼振　2
関節がポキポキと鳴る　103
関節不安定な過剰運動症候群
　104
関節を鳴らす　103
眼腺症候群　33
感染性脊椎炎　94
感染性椎間板炎　94
感嘆符毛　85
嵌頓包茎　106

陥入性裂毛　84
疳の虫　72
眼皮膚白皮症　85, 117
換毛　84

き

キーゼルバッハ部位　13
既視感　4
既視体験感　4
器質的 FTT　52
起床時口臭　7
偽性女性化乳房　70
期待身長　59
吃逆　50
亀頭包皮炎　106
気泡形成　103
脚長差　94
臼蓋形成不全　101
嗅覚症状　62
休止期　84
休止期脱毛　84
急性肝炎　112
胸郭筋群の過用　36
胸骨後面の痛み　37
頬小帯　10
強直性脊椎炎　94
胸痛　35
胸部絞扼感　35
胸膜痛　35
局所性多汗症　87
巨脳症　23
銀色〜アルミニウム色の便　48
筋痛性脳脊髄炎　76

く

空腹時口臭　7
クラッキング音　103
クリオグロブリン血症　90
クリオフィブリノゲン血症　90

け

痙性両麻痺　98
係留脊髄　94
結核性脊椎炎　96
血管閉塞性発作　94
結節性裂毛　84
厥陰病　90
血便　49
毛を引き抜く　84

121

原因不明ミクロペニス　108
限局性白毛　84
幻嗅　62
健常児の体臭　61
原発性線毛不動症候群　20
原発性免疫不全症　116
原発性免疫不全症を疑う 10 の徴
　候　117

こ

抗アクアポリン 4 抗体陽性視神
　経炎　50
口渇　39
口顔面指症候群　11
口気悪臭　6, 9
口腔内乾燥感　40
口臭　6
口臭外来　8
口臭がリンゴの臭い　62
口臭自臭症　7
甲状腺機能低下症　90
後天性甲状腺機能低下症　58
後頭部リンパ節　33
後乳　47
後鼻漏症候群　16
高プロラクチン血症　69
後方に傾いた耳介　28
股関節外旋拘縮　101
黒色便　49
胡座位　101
こする　78
骨端輪骨折　95
骨年齢　59
ゴナドトロピン依存性思春期早発
　症　66
ゴナドトロピン非依存性思春期早
　発症　66
拳で顔や頭をなぐる　78
コリック　119

さ

最終身長　59
鎖骨上部　33
詐熱　115
サブスタンス P 陽性神経分布
　79

し

耳介　27
耳介側頭症候群　44
耳介低位　27, 28
歯間侵入型　11
敷石状の小リンパ節腫大　20

刺激行為　79
視交叉部のグリオーマ　3
耳後部リンパ節　33
自己炎症性疾患　116
自己刺激　82
自殺の危険性　77
自殺を意図しない自傷　78
自殺を意図する自傷　78
自臭症　7
自臭妄想　61
思春期口臭　8
思春期女性化乳房　69
思春期早発症　69
自傷　78
自傷行為　78
視神経のグリオーマ　3
耳前瘻孔　28
持続性吃逆　50
湿性咳嗽　18
若年性鼻咽頭血管線維腫　14
臭汗症　61
習慣性尖足　99
習慣性扁桃炎　116
周期性発熱症候群　116
終毛　64
縮毛症　84
手根骨単純 X 線撮影　58
手掌角化症　87
上気道咳症候群　16
小視症　4
上唇小帯　10
上唇小帯短縮症　10
上唇小帯付着異常　10
上唇小帯裂傷　10
小頭症　22
小児期片頭痛　120
消耗　53
上腕骨内顆部のリンパ節　33
食後の胸やけ　37
食物の選り好み・むら食い　53
蹠行　99
処女歩行　99
女性化乳房の触診　70
白髪　84
心因性吃逆　50
腎炎　111
侵害行為　79
腎奇形　27
神経芽腫（ダンベル型）　94
神経症　76
神経障害性様疼痛　79
神経性習癖　79, 82
新生児慢性肺疾患　19

腎性尿崩症　40
真性包茎　105
身長・体重パーセンタイル曲線
　52
伸展陰茎長　108

す

水頭症　23
睡眠障害　92
好き嫌い　42
ステルコビリン　46
ステロイド薬　57
ストラテラ®　57
スパスムス・ヌータンス　2

せ

脆弱 X 症候群　80
正常低身長症　58
精神的発汗　87
成長期　84
成長曲線作成　58
成長熱　114
成長発達が停止した場合　53
成長捕捉　57
成長ホルモン分泌不全性低身長症
　57
性毛　65
毳毛　64
生理的脱毛　84
生理的範囲内　98, 100
生理的範囲内リンパ節　30
生理的包茎　105
咳受容体　17
脊髄空洞症　87
脊髄係留症候群　98
脊髄血管障害　94
脊髄神経支配の皮膚分節　35
咳喘息　17
脊椎関節突起症候群　95
脊椎分離症　95
脊椎分離すべり症　95
咳の性状　18
舌小帯　10
遷延性細菌性気管支炎　16
前胸部痛症候群　36
前駆症状　51
潜在性二分脊椎　65, 99
前思春期無性毛型多毛　65
全身性先天性多毛症　65
全身性多汗症　87
全前脳胞症　11
仙腸関節機能不全　95
先天性インプリンティング異常症

122

58
先天性角化異常症　85
先天性眼振　3
先天性毳毛性多毛症　65
先天性中脳水道狭窄　24
先天性毛髪奇形　85
前乳　47
前乳と後乳のインバランス　47

そ

双極障害　75
早発恥毛　64
側頭葉てんかん　5
続発性免疫不全症　116
粗大運動発達　82
粗大運動発達促進　83
そとわ歩行　100

た

体外受精　58
大視症　4
体質性高体温症　114
体質性低身長症　56
体質性微熱　114
体臭　61
体重増加　54
体重増加不良　52
大腿骨後捻　101
大腿骨頭すべり症　101
大腿骨の過捻転　100
大頭症　22
ダイノルフィンの関与　79
胎便　47
多飲　39
高安動脈炎　93
多汗症　87
他臭症　6
脱水症　111
脱毛　84
脱毛症　84
多尿　39
多嚢胞性卵巣症候群　65
多毛　64
男子, 女子身長体重標準曲線
　60
男性型脱毛症　85
男性型多毛症　64
男性化徴候　64

ち

窒息恐怖　42
知能発達検査　76
注意欠如多動性障害　74

中間期　84
中枢性尿崩症　40
腸管内発酵性グラム陰性菌群
　119
長期増強　79
腸内微生物相－腸－脳相関インバ
　ランス　119
腸閉塞　112

つ

痛覚過敏　79
つねる　78
つま先歩き　98
つま先→踵　98
つま先立ち　98
爪噛み　81
爪でひっかく　78

て

啼泣持続時間のチャート　73
啼泣のピーク　119
低身長　56
ディスコイド疹　86
凸凹とした表面　33
点頭発作　2

と

頭囲　22
頭囲測定　22
頭囲発育曲線　25
頭蓋骨縫合線早期癒合症　22
盗汗　92
統合失調症　5, 76
糖尿病　111
頭部白癬　86
特発性巨脳症　24
特発性男性型多毛症　66
特発性低身長症　58
特発性ミクロペニス　108
トリコチロマニア　85
とんび座位　101

な

内旋歩行　100
内反足　101
内反中足症　100
なだめられない泣き　72
何かを要求する啼泣　72, 118
ナルトレキソン　79
軟骨毛髪低形成症　85, 86
難治性吃逆　50
難聴　27
軟毛　64

に

二次濾胞　31
二分脊椎　99
乳児血管腫　14
乳児コリック　73, 118
乳児臍仙痛　118
乳児肥厚性幽門狭窄症　11
乳児フライ症候群　44
乳頭－乳輪部　69
乳房　69
乳幼児揺さぶられ症候群　118
尿が足の蒸れたような臭い　62
尿が泡立つ　111
尿が腐った魚の臭い　62
尿線細小　106
尿中ウロビリノゲン　111
尿中界面活性物質　111
尿表面張力　111

ね

ねあせ　92
寝汗　92
ネコの尿の臭い　62
ネズミのような体臭　62
ネフローゼ症候群　111
年間成長速度　56
捻転毛　84

の

脳性麻痺　98, 101
飲み込み恐怖　42
ノンレム睡眠　92

は

バールソン児童用抑うつ性尺度
　76
胚中心　31
背部痛　94
剥脱性角質融解症　62
白皮症　85
白毛　84
激しい啼泣　73, 118
発熱恐怖　114
発熱物質　114
発泡現象　111
抜毛症　85
鳩胸　20
バニカクリーム　68
ハムストリング　96
ハムストリングタイトネス　96
バルーニング　106
瘢痕性脱毛　86

123

反応性気道疾患　16
反応性リンパ節 / 症候群　33
汎発性白毛　84

ひ

冷え症　89
冷え性　89
非器質的 FTT　52
皮質傍帯　31
非宗教的包皮切開　106
鼻出血　13
鼻出血スコアリングシステム　14
ヒトパピローマウイルス　106
微熱　113
非瘢痕性脱毛　86
病的な微熱　114
ビリベルジン　46
ビリルビン　46

ふ

副腎過形成　66
副腎由来思春期発来徴候　64
福助あたま　26
副鼻腔気管支症候群炎　16
不思議の国のアリス症候群　4
不登校　76
部分白子症　117
プレドニゾロン　57
プロバイオティクス　120

へ

閉塞性睡眠時無呼吸　93
ヘッドバンギング　81
ヘッドバンギングをする小児　81
ペルテス病　101
変形　28
偏食　42
片側性発汗　87
便中 calprotectin　119
便秘　112

ほ

包茎　105
膀胱逆流現象　106
膀胱尿管逆流症　111
放散痛　35
包皮　105
包皮輪狭窄　105
泡沫　111
泡沫化　111
ポートワイン色の便　49
歩容　99

ま

埋没陰茎　109
前ぶれ症状　51
慢性咳嗽　16
慢性過敏性亢進症候群　16
慢性多発性再発性骨髄炎　95
慢性疲労症候群　76

み

味覚性発汗　44
ミクロペニス　108

む

むずがる　72, 118
無性毛　65
無性毛性多毛症　64

め

メープルシロップ臭　62
メコニウム便　47
メタボリックシンドローム　54
メビウス症候群　20
メルゼブルク 3 徴候　93
目を突く　78
免疫不全症　116
免疫不全状態　116

も

毛周期　84
毛髪奇形　84, 85

門　31

や

薬剤性発熱　115
やる気がない　75

ゆ

輸出リンパ管　31
輸入リンパ管　31
指しゃぶり　81

よ

溶血性貧血　112
腰仙椎部多毛症　65
腰椎分離症　96
抑うつ気分　75
翼状陰茎　109
よく熱を出す　116
予測身長　59
夜泣き　72
よろつき　2

り

良性吃逆　50
緑色便　47
リンパ腫　93

る

類骨骨腫　94

れ

轢音　103
暦年齢　59
連珠毛　84

ろ

漏斗胸　20
肋軟骨炎　36

わ

わきが　61
わき腹にさしこむ痛み　36
ワニの涙症候群　45

欧文索引

記号・数字

!Kung San 73
5α還元酵素（type 2）欠損症 108

A

Aarskog 症候群 110
Acrodermatitis enteropathica 86
AD/HD 74
albinism 85
allodynia 79
alopecia 84
alopecia areata 84
anagen period 84
androgenetic alopecia 85
Ann Arbor 93
apophyseal ring fractures 95
AQP2 39
AQP4 50
aquaporin-2 39
ARFID 42
Arnold 神経 18
aromatase excess syndrome 70
articular cracking 103
attention deficit hyperactivity disorder 74
auriculotemporal nerve syndrome 44
Avoidant/Restrictive Food Intake Disorder 42

B

back pain 94
Beau の線条 86
biliverdin 46
black poop 49
BMI 指数 53
body rocking 81
B-type symptoms 93
buried penis 109

C

Café au lait 斑 67
calcitonin-generelated peptide 120
canities 84
catagen period 84
catch-up growth 54, 57
cavitation 103
CDI 76
CGRP 120
CHARDE 症候群 20
Chédiak-Higashi 症候群 85
chest oppression 35
chest pain 35
Chiari Ⅱ型 24
Children's Depression Inventory 76
chronic hypersensitivity syndrome 16
chronic lung disease 19
chronic recurrent multifocal osteomyelitis 95
CHS 16
CLD 19
colic 119
compulsive water drinking 40
constitutional growth delay 56
Cornelia de Lange 症候群 65
costochondritis 36
cough variant asthma 17
crepitus 103
CRMO 95
crocodile tears syndrome 45
cry 72
cry/fuss の持続時間（分）のパーセンタイルチャート 119
crying 118
crying peak 119

D

Dandy-Walker 症候群 24
deformation 28
dermatomes 35
dextrocardia 20
discoid lupus erythematosus 86
Down 症候群 57
drug fever 115
DSM-5 75
DSM-5 診断基準 75
DSRS-C 76
Duchenne 型筋ジストロフィー症 98
dyskeratosis congenita 85

E

Ehlers-Danlos 症候群 11
Ewing 肉腫 94
excessive crying 73, 118
excessive hair 64
eye-poking 78

F

failure to thrive 52
familial dysautonomia 87
familial short stature 56
fever phobia 114
foamy urine 111
foreskin 105
Frei 症候群 87
fret 72
FTT 52
fuss 72
fussing 118
fussy eating 42
fussy/picky eating 53

G

gender identity 110
germinal center 31
Glomus 腫瘍 87
Greulich-Pyle 法 59
Griscelli 症候群 85
gustatory sweating 44

H

hair cycle 84
hair shaft anomalies 85
hamstring tightness 96
head banger 81
head banging 78, 81
head rolling 81
heartburn 37
heel-toe gait 98
height velocity/year 56
herald symptoms 51
hiccup 50
hilum 31
hitting 78
holoprosencephaly 11
hyperalgesia 79
hyperhidrosis 87
hypermobility syndrome 104

hyponatremic–hypertensive syndrome 40

I

IDD 78
idiopathic micropenis 108
IGFBP-3 58
IGF–Ⅰ 58
immotile cilia syndrome 19
infantile colic 118
infantile Frey syndrome 44
intellectual and developmental disabilities 78
in–toeing gait 100

J

jactatio capitis nocturna 81
joint click 103
joint cracking 103
joint popping 103

K

Kallmann 症候群 108
Kartagener 症候群 19
Kaup 指数 53
Klinefelter 症候群 69
Klippel–Trenaunay 症候群 87
Klippel–Weber 症候群 87

L

Lactobacillus reuteri (strain DSM 17938) 119, 120
Langerhans–cell 細胞組織球症 94
Lesch–Nyhan 症候群 80
Little 部位 13
long–term potentiation 79
loose anagen hair 85
low grade fever 113
LTP 79
lupus hair 85

M

macrosomatognosia 4
Maffucci 症候群 87
major depressive disorder 75
matted node 33
MDD 75
Menkes 病 85
micropenis 108
microsomatognosia 5
monilethrix 84

N

nasal drip syndrome 16
neuropathic like pain 79
neurotic habit 79, 82
night sweat 92
nociceptive behavior 79
nodding spasmus 2
non–organic FTT 52
non suicidal self-injury 78
Noonan 症候群 57
Noonan 症候群類縁疾患 85
normal variants 98, 100
NSSI 78
nutritional stunt 53

O

oculocutaneous albinism 117
organic FTT 52
osteoid osteoma 94
out–toeing gait 100
overuse 36
O 脚 102

P

palmoplantar keratoderma 87
Parinaud oculoglandular syndrome 33
Pediatric Symptom Checklist 76
pediatric undernutrition 52
Pelizaeus–Merzbacher 症候群 3
PFAPA 症候群 116, 117
physiologic phimosis 105
picky 42
pili torti 84
pinching 78
plantigrade 99
pleural pain 35
plucking 84
Pohl Pinkus 徴候 86
Poland 症候群 70
poliosis 84
poor motivation 75
postnasal drip 19
post viral cough 16
Pott disease 96
Prader–Willi 症候群 57, 108
precordial catch syndrome 36
premature gray or white hair 84
primary polydipsia 40

progeria 85
proximal care 72
PSC 76
pyrogens 114

Q

Quigley 分類 110

R

RAD 16
Raynaud 症状を呈する膠原病 90
reactive airway disease 16
referred pain 35
Reifenstein 症候群 70
retrosternal burning pain 37
retrosternal pain 37
Rett 症候群 80
rhythmic motor disorder 81
Riley-Day 症候群 87
RMD 81
rocking 79
Rome Ⅳ基準 118
Rosewater 症候群 70
rubbing 78

S

sacroiliac dysfunction 95
Scheuermann 後彎変形 95
Schober 試験 96
Scotty dog with a collar 96
scratching 78
self–harm 78
self–injurious behavior 78
self–injury 78
self–stimulate 82
SGA 児 65
SGA 性低身長症 57
shawl scrotum 110
shedding 84
SIB 78
Silver–Russell 症候群 57, 58
Sjögren 症候群 8
snap 音 103
SNRI 77
Sotos 症候群 24
spasmus nutans 2
SSRI 77
stitch 36
stork test 96
streotypies 81
suicidal behavior 78
supraclavicular area 33

T

telogen effluvium　84
telogen period　84
tethered cord　94
tethered cord syndrome　98
thirst　39
Tietze 症候群　36
toe–heel gait　98
toe walking　98
torichotillomania　85
Trendelenburg 試験　97
tribonucleation　103
trichorrhexis invaginata　84
trichorrhexis nodosa　84
Turner 症候群　57

U

unsoothable cry　72
upper air way cough syndrome
　16
urine bubbles　111

V

vasoocclusive crisis　94
Virchow 転移　33
Vogt– 小柳 – 原田病　85
von Willebrand 病　14

W

Waardenburg 症候群　85
Waddell テスト　95

(W continued)

wasting　53
webbed penis　109
weight faltering　52
weight–for–age percentile　52
Wessel　ら　の "rule of threes"
　118
Willams 症候群　85
wind up 現象　79
WISC–IV　76
Woodruff 部位　13
woolly hair　84
W 字座位　101

X

X 脚　102

検印省略

どう考えて，どう対応する？
子どもの微症状ガイド
38 の気になる徴候・症状
定価（本体 3,000 円＋税）

2019年2月9日　第1版　第1刷発行

著　者　　稲毛　康司
発行者　　浅井　麻紀
発行所　　株式会社 文 光 堂
　　　　　〒113-0033　東京都文京区本郷7-2-7
　　　　　TEL　(03)3813-5478（営業）
　　　　　　　　(03)3813-5411（編集）

©稲毛康司．2019　　　　　　　　　印刷・製本：広研印刷

乱丁，落丁の際はお取り替えいたします．

ISBN978-4-8306-3041-5　　　　　　　　Printed in Japan

・本書の複製権，翻訳権・翻案権，上映権，譲渡権，公衆送信権（送信可能化権
　を含む），二次的著作物の利用に関する原著作者の権利は，株式会社文光堂が
　保有します．
・本書を無断で複製する行為（コピー，スキャン，デジタルデータ化など）は，
　私的使用のための複製など著作権法上の限られた例外を除き禁じられています．
　大学，病院，企業などにおいて，業務上使用する目的で上記の行為を行うことは，
　使用範囲が内部に限られるものであっても私的使用には該当せず，違法です．
　また私的使用に該当する場合であっても，代行業者等の第三者に依頼して上記
　の行為を行うことは違法となります．
・JCOPY〈出版者著作権管理機構 委託出版物〉
　本書を複製される場合は，そのつど事前に出版者著作権管理機構（電話 03-
　5244-5088，FAX 03-5244-5089，e-mail：info@jcopy.or.jp）の許諾を得てください．